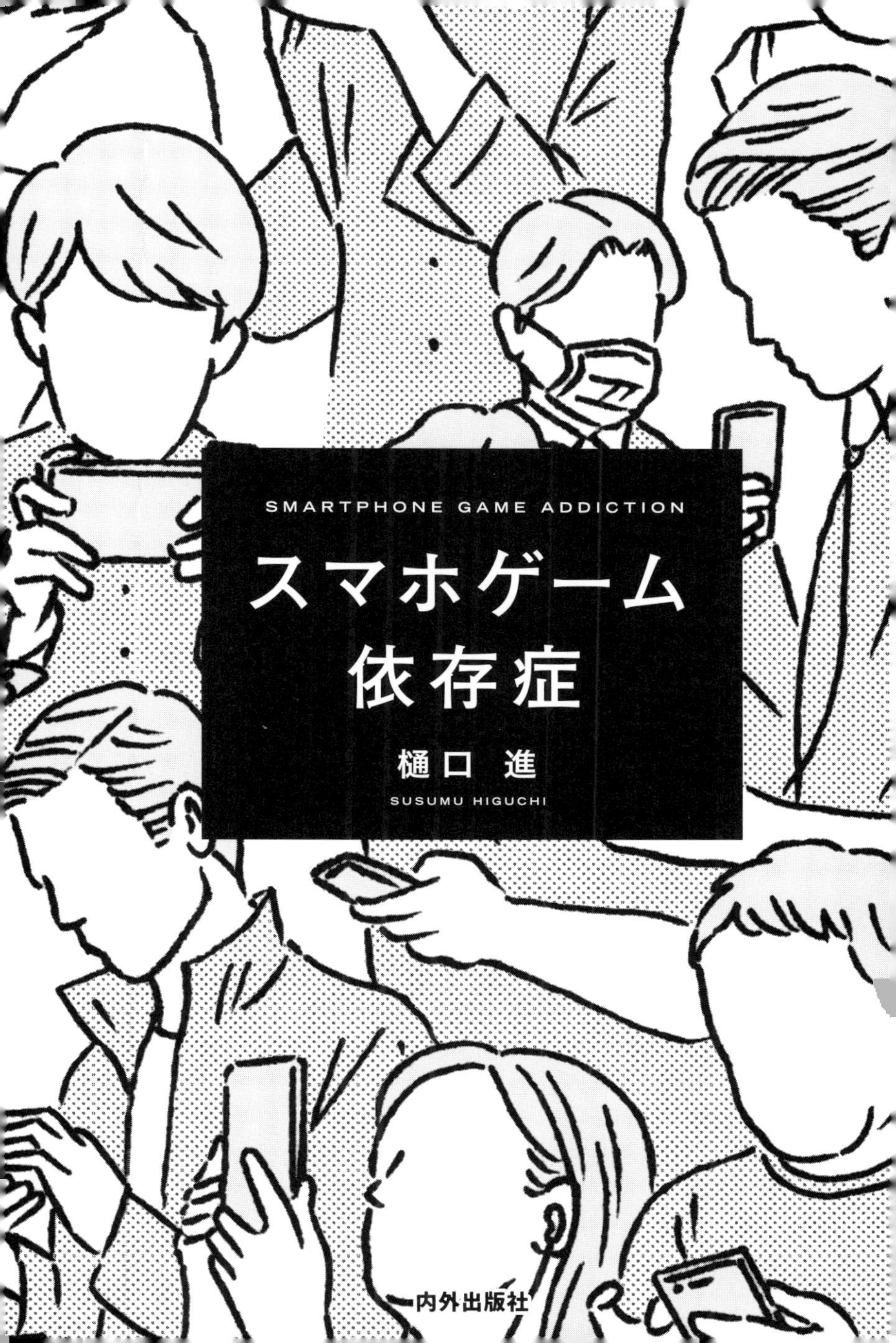

SMARTPHONE GAME ADDICTION

スマホゲーム依存症

樋口 進

SUSUMU HIGUCHI

内外出版社

装幀　菊池祐
カバーイラスト　越井隆
DTP　照山裕爾（有限会社ミニマム）

SMARTPHONE GAME ADDICTION

スマホゲーム依存症

CONTENTS

CONTENTS

序章 ネット依存治療専門外来に異変

電車の中、街の中、家の中でゲームに興じる大人たち

電車に乗って、座席に座り、ふと周囲を見渡してみると、ほとんどの人がスマートフォン（以下、スマホ）を手にしています。小さな画面から片時も目を離さず、指先は忙しそうに液晶画面をタップしています。

大勢の人が集まる場所にいると、私はつい、みなさんの手元に注目してしまいます。国立病院機構久里浜医療センター（以下、久里浜医療センター）で、インターネット依存の治療にあたる私にとって、この習慣は、いわば職業病とでもいえるものです。

電車の中や街の中、レストランでの食事中に、他人がスマホで何をしているのかをチェックしているなんて、いやらしいことだと思われるかもしれません。でも、液晶画面をのぞき込むような失礼なことをしなくても、みなさんの指の動きを見れば、メールや「LINE」の返信をしている、インターネットでニュースをチェックしている、といった程度は察することができます。

そして、最も簡単に見分けることができるのが、本書のテーマであるスマートフォンゲーム（以下、スマホゲーム）をプレーしている人たちです。

ひと昔前までは、家の外でゲームをしている人を見かけることはありませんでした。そもそもゲームは、家庭用ゲーム機やパソコンを使って楽しむものであり、持ち運ぶものではありませんでした。確かに、「ゲームボーイ」（１９８９年発売、任天堂）といった携帯型のゲーム機が流行した時代には、街中で子どもたちがゲームに夢中になっている姿を見かけたことはあります。ただ、それはあくまでも「子どもの遊び」であったと思います。

図表0-1 情報通信機器の世帯保有率の推移

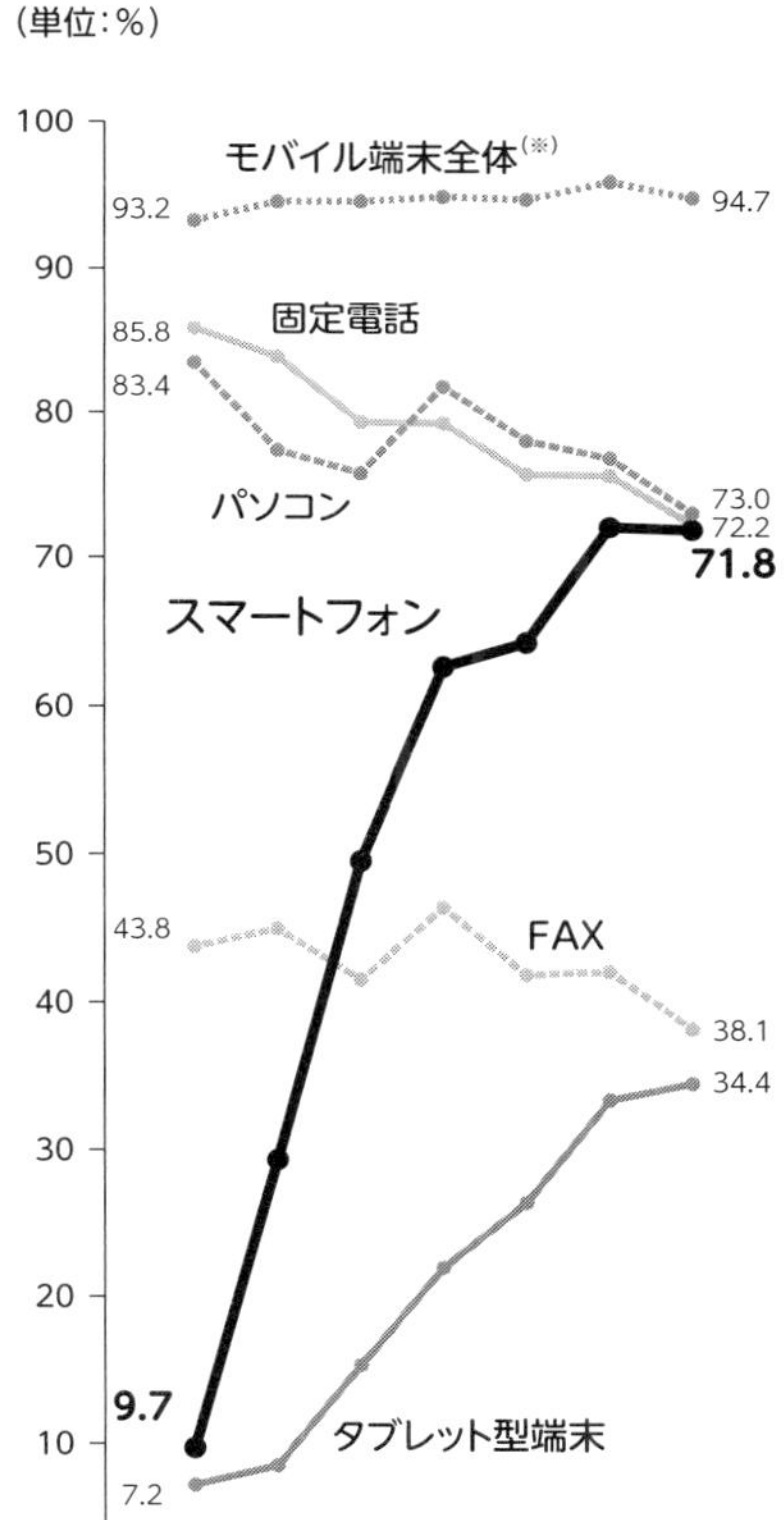

※携帯電話・PHS及びスマートフォン
（2012年までは携帯情報端末［PDA］を含む）

出所）総務省「平成28年通信利用動向調査」の結果（概要）

ところが、通話を主目的とする携帯電話に代わって、インターネットやメール、音楽鑑賞やゲームなどが手のひらの上でできてしまうスマホが登場すると、この状況が一変しました。

２００７年にApple社から「iPhone」が発売された当時のスマホは、流行に敏感な人や、最先端のテクノロジーに興味がある人たちのモノでした。しかし、総務省の調査[1)]によると、２０１０年に10％ほどだったスマホの世帯保有率は、２０１２年に約50％になり、現在は70％を超えて推移しています（**図表0-1**）。また同じ調査から、どのような端末を使ってインターネットに接続しているのかを見てみると、1位がパソコンで58・6％、2位がスマホで57・9％と、その差はわずか0・7％です（**図表0-2**）。

スマホが、私たちにとって手放せないツールとなった以上、スマホゲームをプレーする人が増えたのも当然の成り行きといえるでしょう。私の感覚では、電車の中でスマホを手にしている10人のうち、3人ほど

図表0-2 インターネットの端末別利用状況

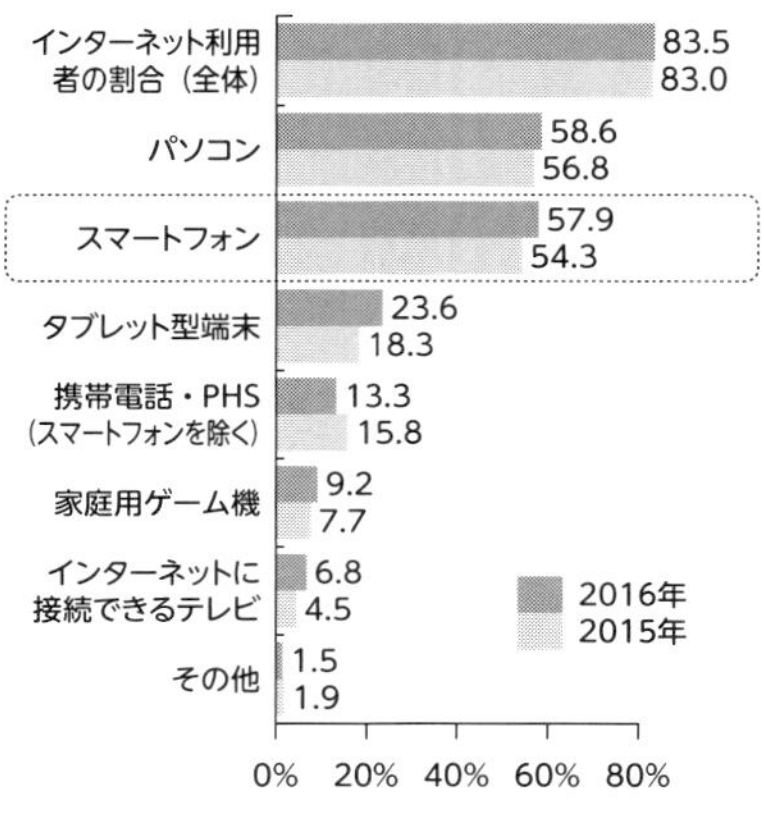

出所）総務省
「平成28年通信利用動向調査の結果（概要）」

はスマホゲームを楽しんでいると見ていますが、現在のスマホの世帯保有率を見れば、それもあながち的外れではないと感じます。

朝のラッシュアワーの風景も変わりました。混雑した電車内で、多くのサラリーマンが小さく折り畳んで読んでいた朝刊は、今ではすっかりスマホに取って代わられました。この変化は、何も男性に限ったことではありません。最近では、仕事を持つ女性たちが一心不乱にスマホを操作している姿をよく見ますし、ベビーカーの子どもをあやしながら、片手でスマホを操作する母親の姿を見かけることもしばしばです。

スマホゲーム人口は2800万人を突破

大手ゲーム会社が運営する研究所の調査[2]によると、現在、日本国内の15〜69歳におけるスマホの保有人口は、推定5583万人。そのうちスマホゲーム人口は2825万人に達するといいます。つまり、スマホを持つ15〜69歳のうちの半数以上がスマホゲームで遊んだことがある計算になるわけです（**図表0-3**）。

２０１１年７月、久里浜医療センターで、日本で初めてとなる「ネット依存治療専門外来」（以下、ネット依存外来）を開設した当時、ほとんどの患者さんは、パソコンを通じてインターネットにのめり込んだ結果、日常生活に支障をきたした方々でした。これはちょうどインターネットへのブロードバンド（高速常時）接続が普及した時期と重なっています。当時のネット依存は、もっぱらパソコンを使用したものであり、スマホでの依存はほぼゼロに等しい状況でした。

ところが、３年ほど前から状況が一変します。

図表0-3　スマホゲームユーザー人口推計

※男女15～69歳
（国内人口8,654万人）

※インターネット調査
（スマートフォンを保有している
15～69歳 男女4,400人）

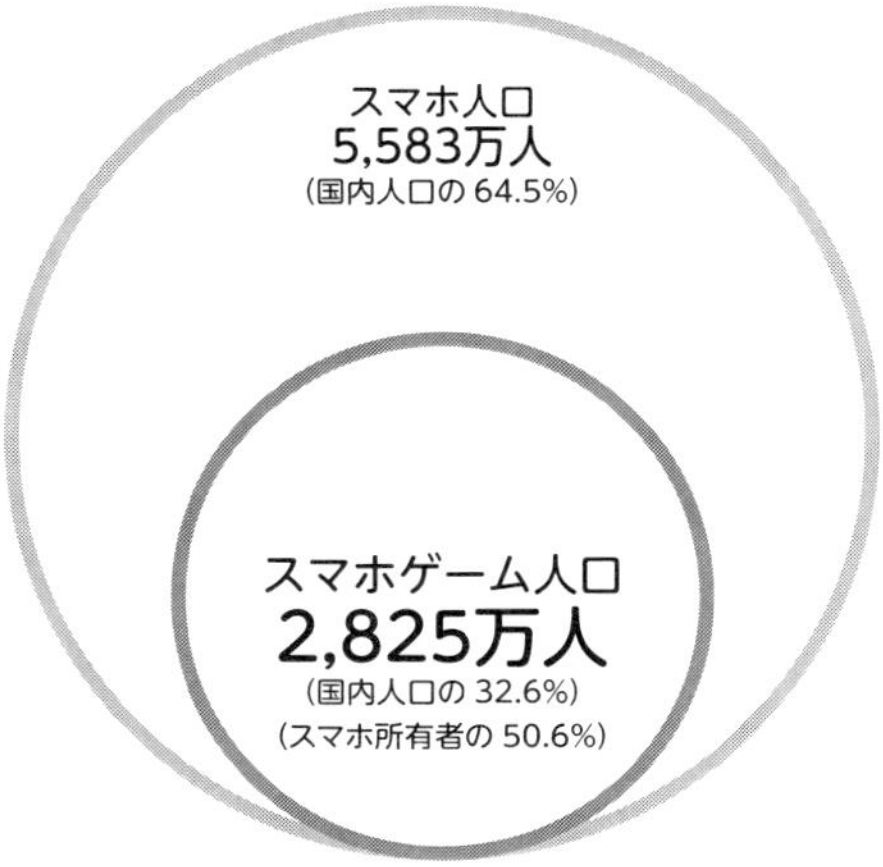
スマホ人口
5,583万人
（国内人口の 64.5%）
スマホゲーム人口
2,825万人
（国内人口の 32.6%）
（スマホ所有者の 50.6%）

出所）SEGA Games ゲームスタイル研究所
「スマートフォン利用動向調査」（2016年12月）

「子どもがスマホにはまって学校に行かなくなった」
「四六時中スマホのゲームが気になって、それ以外のことに身が入らない」
「成人して、働いている息子のスマホゲームの課金を尻ぬぐいすることになった」……

当院のネット依存外来に来院される患者さんの大半が「スマホ」を、特に「スマホゲーム」をきっかけとして、ネット依存を患うようになってきたのです。

もう一つ、特徴的な変化についても触れておきましょう。それは20～40代といった成人の患者さんが増えてきたことです。

スマホゲームが大人の世代にまで浸透《しんとう》してきたのは、なぜでしょうか。

働き盛り・子育て世代になった「ファミコン・プレステ世代」

そもそも、パソコンや家庭用ゲーム機を使い、オフライン（インターネットやネットワークなどに接続していない状態）でゲームをしていた時代には、現在のように「ゲーム依存」が話題に上ることはほとんどありませんでした。しかし、パソコンなどでインターネットにつながって、リアルタイムで他のユーザーと競い合い、協力してプレーできるオンラインゲームの登場以来、ゲームは急激に依存性を高めてきました。

30代後半から40代の人であれば、一度は任天堂の「ファミリーコンピュータ」、いわゆる「ファミコン」のコントローラーを握った経験があることでしょう。この世代の少年少女時代は、ちょうど「スーパーマリオブラザーズ」「ドラゴンクエスト」「ファイナルファンタジー」など、シリーズ累計の販売本数が数億本に達するタイトルが登場した時期にあたります。

また、ファミコンの登場から11年後に発売された「プレイステーション」、通称「プレステ」は、30代前半から、もう少し若い世代におなじみの家庭用ゲーム機でしょう。

人気タイトルの発売をワクワクした思いで待ち、貯《た》めたお小遣いを使って玩具店で購入。「またゲームばっかりして……、少しは勉強しなさい！」と母親に怒られながら、時間を忘れてプレーした……。多くの方が、そのような経験をお持ちではないでしょうか。

そして、ゲーム時代の申し子ともいえる「ファミコン・プレステ世代」は今や、「働き盛り・子育て世代」に成長しました。

私がこの世代の患者さんに関して、特に感じているのは、日々の暮らしの中で充足感を得られていない方が多いということです。ルーティンのような仕事をこなし、長時間働いているけれど、給料も上がらなければボーナスも出ない……。特に趣味はなく、休日をアクティブに過ごす意欲もない……。どこか味気なく、希望の見えない現実から目を背けたいと感じている……。そのような方が、とても多いのです（長時間労働の問題については本章末の参考資料をご参照ください）。

また、近頃の職場では、隣の席の同僚への連絡をメールで済ませるということも珍しくなくなりました。ひと昔前に比べると、ずいぶんと希薄になってしまった対人関係もまた、人々をスマホゲームに駆《か》り立てる要因の一つである、と私は考えています。

人付き合いがわずらわしいと思う反面、ひとりぼっちは寂しい。毎日は味気なく、将来に希望を抱けない。会社や家庭には、安らぎを感じられない。ところが、ひとたびゲームの世界につながると、世界中に仲間がいて、現実世界では感じることができない自己肯定感を味わうことができるのだと、多くの患者さんが口にします。

現代のような「高ストレス・低希望社会」において、スマホゲームは、とても手軽な現実逃避の手段といえます。いつでも手のひらやバッグの中にあるスマホゲームなら、アルコールやギャンブルよりも〝手っ取り早く〟現実から逃避することができますし、プレーを中断した後には、すぐに日常生活に戻っていくことができるように見えます。

しかしこのとき、私たち人間の脳の中では、決して見過ごせない反応が起こっていることが最近の研究からわかってきました。スマホゲームと脳の問題については、第4章で詳しく解説します。

スマホゲーム市場は「無料」で拡大

2011年度に480億円だった国内のスマホゲーム市場規模は、2017年度は9600億円に達すると予測されています（第2章参照）。わずか6年で約20倍にも拡大し、市場規模が1兆円に迫るような産業を、みなさんは他に想像できますか？

スマホゲームの魅力は、何といってもゲームアプリをダウンロードするだけで始めることができる、手軽さにあります。子どもの頃に夢中になった懐かしいゲームが、いつでも、どこでも、プレーできる。しかも、ほとんどのスマホゲームは無料でスタートできます。ゲーム愛好家にとって、これはたまらない状況でしょう。アプリストアを覗《のぞ》けば、アニメのキャラクターや可愛いイラストが並んでいて、スマホゲームに興味のない私でも、思わずダウンロードボタンをクリックしてしまいそうになるほどです。

当院の患者さんによれば、スマホゲームは無料でも十分に楽しくプレーすることができるのだといいます。その一方で、数百円単位の課金をすることで、ゲームがスムーズに進む仕組みが用意されているのが、スマホゲームの特徴です。この課金システムは「ガチャ」と呼ばれ、ユーザーは一定の額を課金すると、ガチャガチャを回すように、中身がランダムに決まるアイテムを得ることができます（第2章参照）。ガチャは、アイテムの獲得によってゲームの攻略をたやすくする効果だけでなく、「次は何が出るだろう？」という射幸心《しゃこうしん》を刺激します。これには、パチンコなどのギャンブルに酷似《こくじ》した興奮がともなうことがわかっています（第4章参照）。

気づかないうちにはまる、静かな罠

みなさんは、次に紹介する事件を覚えていますか。

２０１４年11月から12月にかけて、群馬県前橋市で犯行当時26歳の男が高齢者の住む住宅２軒に侵入し、93歳の女性と81歳の男性を殺害。男性の妻に重症を負わせ、現金や食料を奪った男は、逮捕・起訴され、後に死刑判決が下されました[3]。

男は失業中で、消費者金融に百数十万円の借金がありました。その借金の原因となったのが、月に４万～５万円を費やしていたスマホゲームへの課金であったことが、警察の取り調べで明らかになっています。

犯行前月の預金残高が３２９円というほど生活に困窮《こんきゅう》しながらも、男は「人と接するのが嫌」で仕事には就かなかったと報じられています[4・5]。この事件は、私がスマホゲーム依存の患者さんたちと接する中で日頃から感じてきた「希薄な対人関係」と、現代人の「心のすき間」を埋めるスマホゲームの、負の相性のよさを思い起こさせました。

「殺人」という取り返しのつかない罪を犯してまで、スマホゲームやガチャを続けたくなるのはなぜでしょうか。その疑問を解くカギは二つあります。

① 「終わりがない」というスマホゲームの性質
② 「ガチャ」がもたらすギャンブルと同等の刺激

かつてのゲームには「クリア」という明確なゴールがありました。徹夜でゲームに熱中したとしても、それは一過性のもの。クリアさえしてしまえばゲームに飽き、私たちは「日常」に戻ることができたのです。つまり当時のゲームには、それほど顕著《けんちょ》な依存リスクはありませんでした。

しかしスマホゲームは、ゲームの設定やストーリーが絶えずアップデート（更新）されていきます。つまり、「クリア」というゴールが存在しないのです。これは、依存性を高めるために非常に効果的なやり方といえるでしょう。

ゲームに終わりがない以上、「スマホゲームをやめたい」と感じたユーザーが、本来の生活へと意識のスイッチを切り替えることはできるでしょうか。それは、簡単なこととは思えません。

なぜなら、通勤中も、仕事中も、家の中でも、就寝前のベッドの上でも、ユーザーの手元には常にスマホがあり、いつでも、どこでも、スマホゲームは〝続いている〟からです。この状態に「ガチャ」に備わるギャンブル性がミックスされれば、ユーザーはさらに深くスマホゲームに没頭《ぼっとう》してしまうリスクが高まります。

なぜ怖い？ 働き盛り・子育て世代のスマホゲーム依存

これまでネット依存やスマホゲーム依存の問題は、中高生を中心とした「子どもの問題」と考えられてきました。実際、当院に来院される患者さんも10代が中心です（**図表0-4**）。

ところがここ数年、当院のネット依存外来を訪れる30代、40代の働き盛り世代や、60代以降の高齢者は増加傾向にあります。

子どもたちのネット依存の問題は、以前と変わらず重大なままです。しかし私は、スマホゲームを入り口とした、大人たちのネット依存の拡大が、水面下で、それもかなりの速さで進んでいると見ています。なぜなら、電話などでの相談はあるものの、仕事や育児で多忙であるため、受診するまでには至らない人々が一定数いるためです。また、本人や家族が異変に気づいても、「スマホゲームのやり過ぎで病院に行く」という発想自体を持てないケースも多いでしょう。

何事にも「依存」に至る前段階には、「気持ちがいい」「心地いい」といった快楽があります。快楽を継続させるためには、対象が物質（アルコールやタバコなど）であれば量を増やし、行動（ギャンブルなど）であれば回数を増やしていくことになり、結果として依存の状態へとエスカレートしていきます。依存のレベルにまで達してしまうと、生活にさまざまな問題が生じ、いくら本人が「やめなくては」と思っても、自制することが難しくなります。

それではここで、スマホゲームユーザーのみなさんにお聞きします。

最初は通勤時間や空き時間の息抜きのつもりだったのに、それだけで

図表0-4 久里浜医療センター「ネット依存外来」受診継続中患者の年齢分布（2017年）

	10〜14歳	15〜19歳	20〜24歳	25〜29歳	30〜34歳	35〜39歳	40〜44歳	45〜49歳	50〜54歳	55〜59歳	60〜64歳	65〜69歳	70歳〜	合計
男	22	57	27	4	5	0	1	0	0	0	0	1	0	117
女	5	4	4	1	0	0	2	0	0	1	0	0	0	17

出所）久里浜医療センター・ネット依存外来受診者記録より作成

は満足できなくなってきたと感じることはありませんか？
日常のふとした瞬間に、スマホゲームのことを想像し、思わずスマホに手を伸ばそうとしている自分に気がつくことはありませんか？

そのような生活の中でスマホゲームへの傾倒が進んだ結果、仕事を続けることができなくなり、失業や家庭崩壊に向かうケースもあります。いつでも、どこでもプレーできるスマホゲームには、大きな依存リスクがあることを、まずは知っていただきたいと思います。

また、スマホゲーム依存が引き起こす健康問題についても無視することはできません。スマホゲーム依存の状態に陥った人は、スマホゲームをプレーすることを最優先します。その結果、食事に無頓着《むとんちゃく》になったり、夜眠らずにプレーし続けるなどして、健康に重大な問題を抱えることにもつながります。

さらに、働き盛り・子育て世代の30代、40代におけるスマホゲーム依存は、家族全員の生活の維持や、子育ての環境にも悪影響を及ぼす恐れがあります。親がスマホゲームに没頭している姿を見れば、おそらく子どももスマホゲームに興味を持つでしょう。しかし、成人と比較して脳が未発達な子どもは、スマホゲームの刺激をもろに受けてしまいます。その悪影響は計り知れません。

脳と依存の関係はとても重要な問題なので、第4章で詳しく解説します。

世界保健機関（WHO）が認めた「ゲーム障害」

久里浜医療センターが、日本でいち早くネット依存外来を立ち上げたのは、2008年に厚生労働省の科学研究の一環として「日本国内の成人におけるネット依存傾向にある人がどの程度いるのか」を調査したことがきっかけでした。

調査は、無作為に抽出した7500人に、インターネット依存の先駆的な研究者であるキンバリー・ヤング博士の「インターネット依存度テスト（Internet Addiction Test：IAT）」[6]を受けてもらう形で行ったのですが、当時ですら、日本にはネット依存傾向にある人が、男女それぞれ約2%、合わせて271万人いると推計されました。しかも、この数字は20歳以上に限ったものでした。

この調査の後に、ゲームにも使える高性能スマホの普及が急速に進みました。国民の9割がスマホやパソコンを利用している現状を考えれば、ネット依存や、ネットゲーム依存の潜在患者は、年齢や性別を問わず、相当な数に上ると推測できます。

ただし、現時点では医療の世界に「スマホゲーム依存」という言葉は存在しません。ネット依存、スマホゲーム依存を精神疾患《しっかん》に含めるかどうかについては、いまだ研究半ばといったところです。

しかし、米国精神医学会による精神疾患・精神障害の分類マニュアル「Diagnostic and Statistical Manual of Mental Disorders：DSM」では、2013年5月に改訂《かいてい》された第5版（DSM-5）に「将来、医学的知見が蓄積された段階で追加されるべき診断名」として、「ネット依存（正確にはインターネットゲーム障害）」が盛り込まれました。また、私たち医師が診療に使用している世界保健機関（WHO）の国際疾病《しっぺい》分類「International Classification of Diseases：ICD」は、2018年に第11版（ICD-11）に改訂されますが、ここに「ゲーム障害（gaming disorder）」という名称が加わるよう、久里浜医療センターはWHOと共同プロジェクトを組み、研究を進めてきました。

こうした努力が実を結び、2018年に改訂されるICD-11では、「ゲーム障害」*という病名が収載《しゅうさい》されることになりました。これにより今後、ゲーム依存に関する研究や臨床データが世界的に蓄積され、問題解決に向けた多くのアクションが起こるでしょう。

＊　本書では「ゲーム障害」という用語が頻繁に使用されますが、これは「ゲーム依存」と同じ意味とお考えください。

このような国際的な動きを通して、みなさんに知っていただきたいことがあります。

それは、もはや「スマホゲーム依存」は、ゲーム愛好家が、ただゲームに没頭しているという次元の話ではなく、すでに医学的に証明可能な疾病として認識されつつあるということです。スマホゲーム依存は、今や国際的な健康問題であり、その患者数は世界中で増加しています。わが国においても、もはや軽視してはいられません。

スマホゲーム依存をあなどってはいけない

ここまで、スマホゲーム依存の現状に触れましたが、本書を手にしてくださった読者のみなさんの中にも、「依存」という言葉を使うことに抵抗感を持つ方が多くいらっしゃるのではないかと思います。

「あなたはスマホゲーム依存だ」といわれれば、「私は依存などしていない」と反論したくもなるでしょう。確かに、スマホゲームが関係する事件や事故はたびたび報じられますが、それらすべてを「依存の結果」と結論付けるのは安直です。それは、この問題の本質を見誤ることにもつながりかねません。

しかし、すでにスマホゲームは私たちの生活の細部に入り込んでいます。

人を依存に駆り立てる要因（危険要因）の一つに、いつでも、どこでもできる、というものがあります。人がアルコールやタバコ、ギャンブルに依存していく過程と比較したとき、いつでも、どこでもプレーできるスマホゲームの特質は、依存の傾向を高める上で、非常に強い誘引力を持っているといえるのです。

だからこそ本書では、スマホゲームに深く傾倒し、生活のリズムを崩すような状態に陥ってしまうことを、「スマホゲーム依存」という呼び名に統一して表現していきます。「依存」という強い言葉をあえて用いることで、啓発の意味を込めたいからです。

私は2013年に、『ネット依存症』という書籍[7]を執筆しました。その本の中でもスマホゲーム依存の問題に触れましたが、わずか4年の間に、状況はさらに深刻になっています。スマホゲーム依存は比較的新しい問題であり、その拡大の速さに研究が追いつかないのが実情です。しかし、ここにきて、国内外の研究の中にもエビデンス（科学的な証拠）を備えた信ぴょう性の高いものが出てきました。久里浜医療センターも、蓄積した多数の臨床データを、国内外の医療機関と共有し、この動きを支援しています。

今やスマホゲームは、多くの人を短期間で依存に引き込む可能性のある、社会的なリスクとなりました。「依存だなんて大げさだ」と思われている方にこそ、スマホゲーム依存のインパクトを知っていただきたいと思います。

続く第1章では、私たちがなぜ、スマホゲームにはまってしまうのかを、主に社会的な観点から検証していきます。

参考資料① 先進国の1人当たり平均年間総実労働時間（2015年）

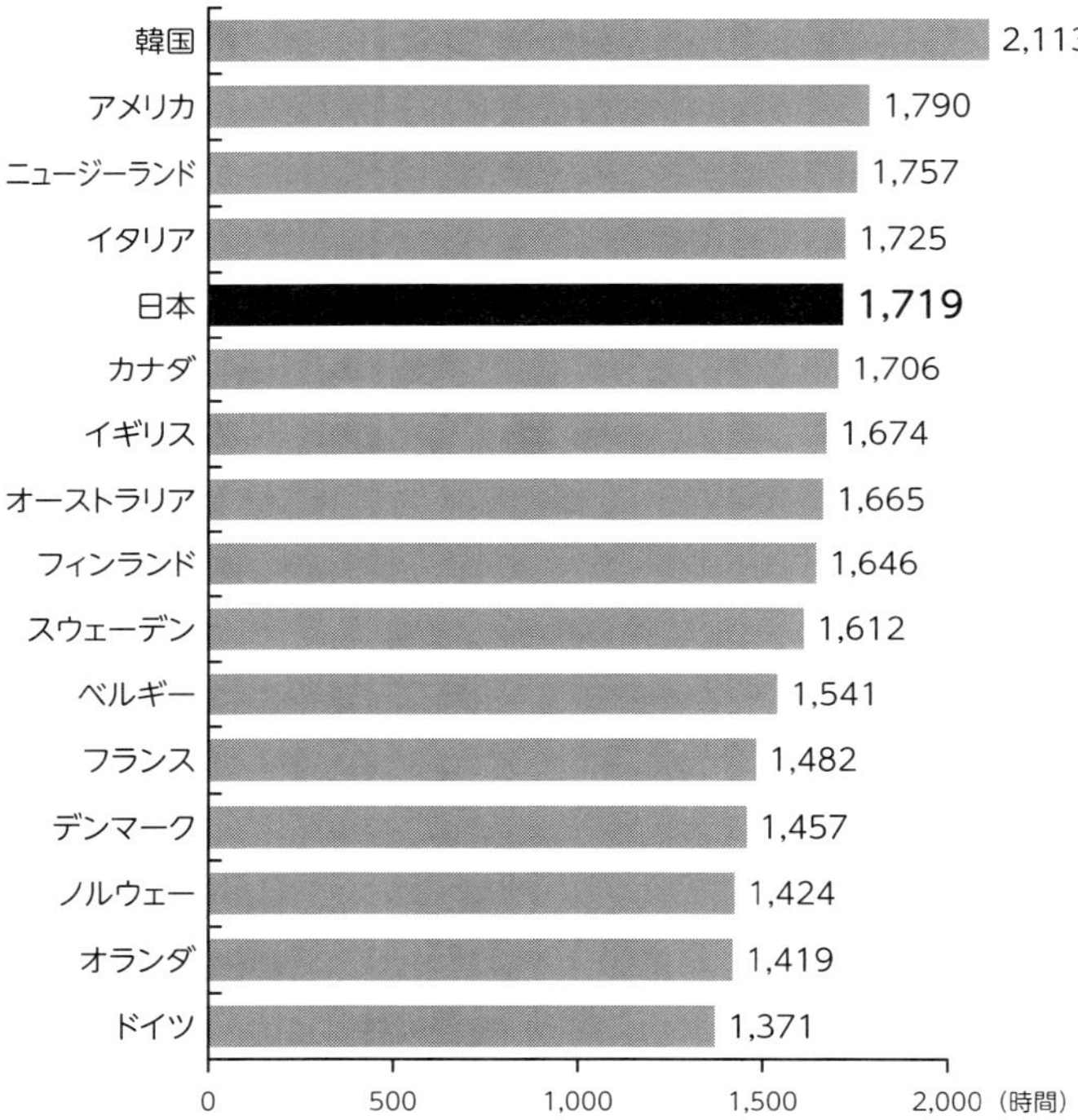

注．　データは一国の時系列比較のために作成されており、データ源及び計算方法の違いから特定年の平均年間労働時間水準の各国間比較には適さない。フルタイム労働者、パートタイム労働者を含む。フランス、ベルギーは推計値。

出所）OECD Database(http://stats.oecd.org/Index.aspx?DatasetCode=ANHRS) “Average annual hours actually worked per worker”（2016年9月現在）

出所）労働政策研究・研修機構（JILPT）「データブック国際労働比較2017」

【編注】

経済協力開発機構（OECD）に加盟する主要な国と地域における1人当たりの1年間の平均総実労働時間を表したもの。日本の労働時間は、主要国の中でも長時間に及ぶことがわかる。1日8時間×月21日勤務とした場合、日本（1,719時間）の労働者はドイツ（1,371時間）と比べ、年間で約2ヵ月以上（43.5日）多く働いている計算になる。

参考資料② 先進国の長時間労働者の割合（2015年）

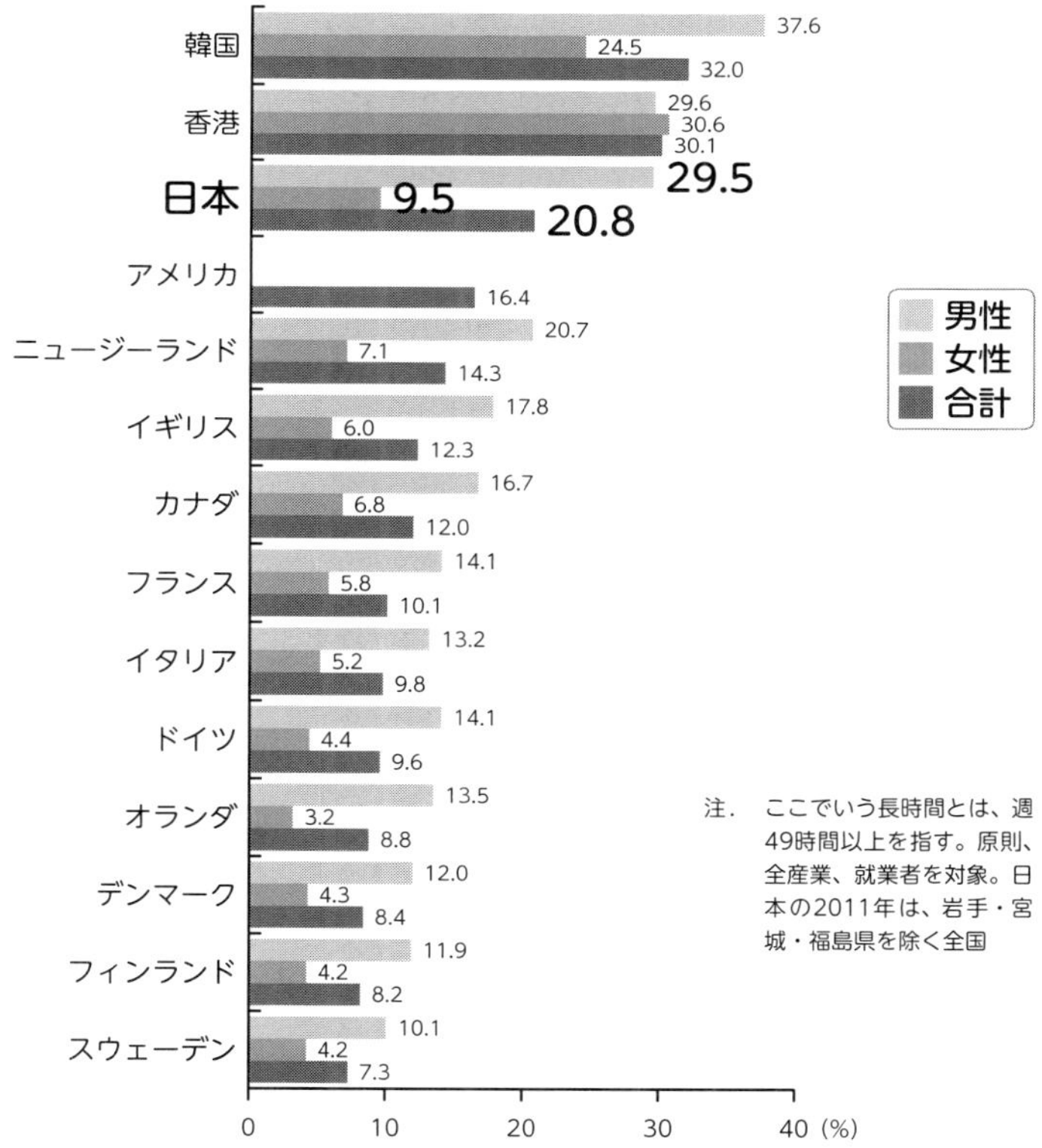

（出所資料）日本：総務省（2016.1）「労働力調査（基本集計）」アメリカ（2014年）：BLS（2016.2）Labor Force Statistics from the CPS その他：ILOSTAT Database（http://www.ilo.org/ilostat/）2016年11月現在

出所）労働政策研究・研修機構（JILPT）「データブック国際労働比較2017」

【編注】

経済協力開発機構（OECD）に加盟する主要な国と地域で、週49時間以上の長時間労働に従事する労働者の割合。日本は、韓国、香港に次いできわめて高く、男性労働者の約3割は長時間労働者である。

参考資料③　週労働時間60時間以上の雇用者等（男女別・年代別）

出所）総務省「労働力調査」

※統計上の制約から自営業者・家族従業者を含んだ就業者数により作成（「雇用者計」については雇用者数による数値）

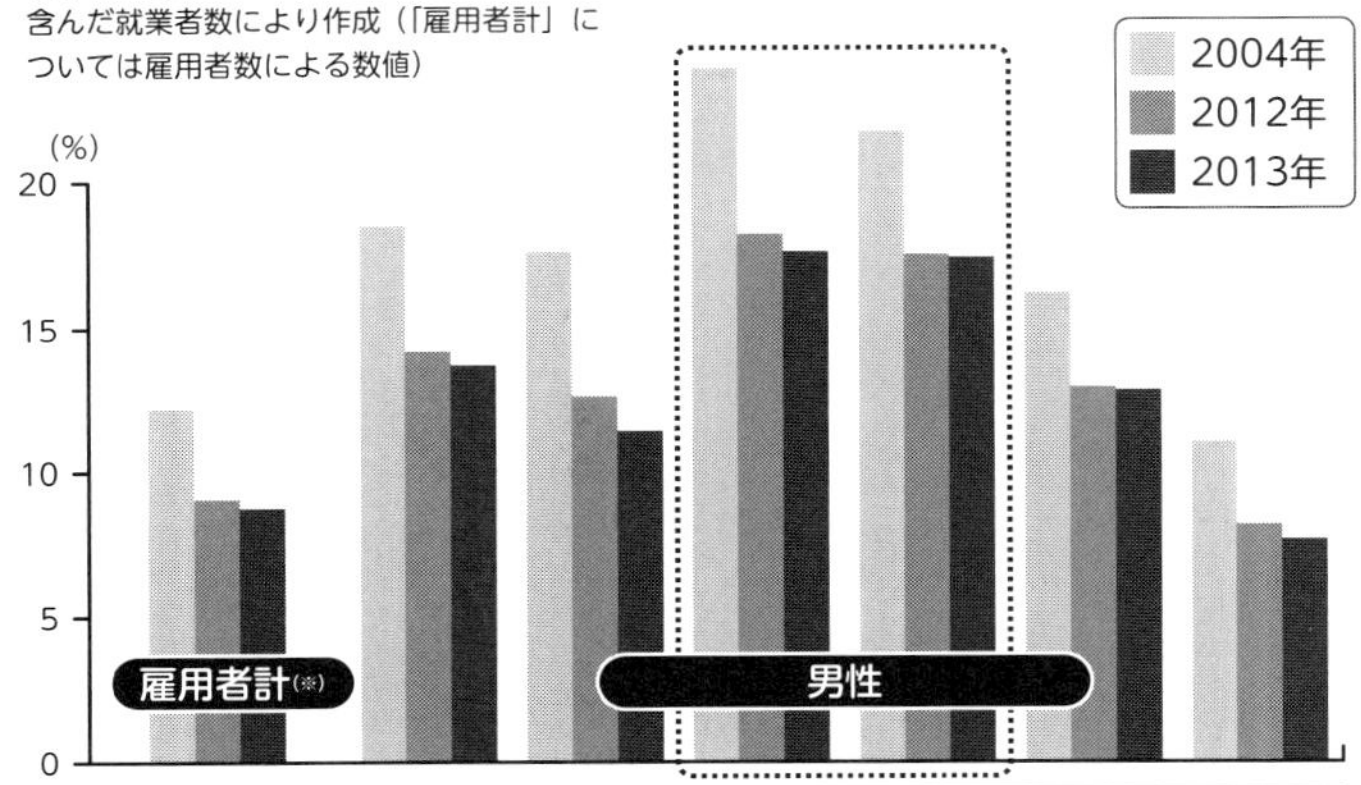

	雇用者計	男性平均	20～29歳	30～39歳	40～49歳	50～59歳	60歳～
2004年	12.2%	18.5%	17.6%	23.8%	21.7%	16.2%	11.0%
2012年	9.1%	14.2%	12.6%	18.2%	17.5%	12.9%	8.2%
2013年	8.8%	13.7%	11.4%	17.6%	17.4%	12.8%	7.7%

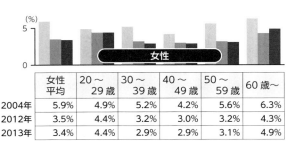

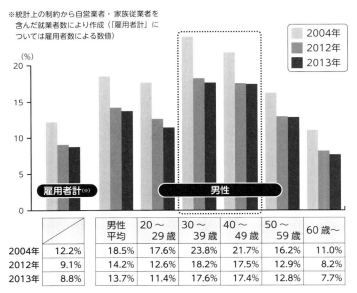

	女性平均	20～29歳	30～39歳	40～49歳	50～59歳	60歳～
2004年	5.9%	4.9%	5.2%	4.2%	5.6%	6.3%
2012年	3.5%	4.4%	3.2%	3.0%	3.2%	4.3%
2013年	3.4%	4.4%	2.9%	2.9%	3.1%	4.9%

【編注】

「週60時間以上の労働」*に従事する労働者（自営業者と家族従業者を含む）の割合を年代別に比較したもの。働き盛り世代（30代～40代）の男性の割合が慢性的に高い。

*「過労死ライン」といわれる月80時間以上の残業に相当

第1章

なぜ、スマホゲームにはまるのか？

1

ネット上に増殖する〝SOS〟

「旦那のスマホゲーム依存にうんざりの方いますか？ 本当にぶん殴りたいくらいイライラします」

「外食中にスマホゲームを始める友人って……」

「スマホゲームに課金総額２００万円の妻。家も荒《すさ》みきっていて、子どもも放置です」

「仕事中にもかかわらず、スマホゲームが気になり、トイレなどでプレーしてしまいます。スマホゲーム依存症でしょうか？」……


これらは、インターネット上のいわゆる「Q&Aサイト」[8]に寄せられている質問のごく一部です。「スマホゲーム　依存」というキーワードで検索すると、非常に多くの相談が寄せられており、その数は日々増加しています。原稿執筆時点では、１８００件以上の相談が表示されているQ&Aサイトもあります。

ネット上の相談という性質上、これらの一つひとつが事実かどうかを確認する術《すべ》はありません。しかし、妻が夫に、夫が妻に、友人が、そして本人が、スマホゲーム依存についての悩みを抱えているという、現在の社会状況を読み取ることはできそうです。

では、スマホゲームをやり過ぎている状態（過剰使用《かじょうしよう》）と、スマホゲームの依存との間には、一体どのような違いがあるのでしょうか。

序章でも紹介したように、「ゲーム障害（gaming disorder)」という病名は、2018年に改訂される世界保健機関（WHO）の国際疾病《しっぺい》分類（ICD）の第11版（ICD-11）に収載《しゅうさい》され、今後ますます研究が進んでいくと見られています。しかし、現時点でも、ギャンブルやアルコールなど、他の依存と比較することによって、専門医としてある種の線引きをすることは可能です。

例えば、「通勤中も帰宅後もスマホゲームがやめられず、妻や子どもと食卓を囲んでいるのに、片手はスマホを離せない」。あるいは、「幼い子どもが泣いているのにスマホゲームから目が離せない」。そのような父親、母親は、妻から見れば「父親失格」と、夫から見れば「母親失格」とでもいいたくなるでしょう。

ただ、これが「スマホゲーム依存」かと聞かれれば、それは微妙だといわざるをえません。

妻が「食事中にスマホゲームはやらないで」と頼み、夫が素直に「ごめん。気づかなかった」

とスマホを手放すなら、あるいは母親が泣いている子どもを抱き上げて「こんなときにスマホゲームをしているなんてどうかしてた」と反省するなら、それは依存とはいえません。

「やり過ぎ」といわれると、なぜカッとするのか？

周囲の人に「スマホゲームに気をとられ過ぎだ」と指摘されたとき、「昨日はちょっとやり過ぎただけ」「大事な話をするときはやっていないから問題ない」などと、本人がムキになっていい張るようなら、それは依存の世界のドアに手をかけたサインかもしれません。

周囲から見て「度を越えている」という状態にありながら、なおかつ、それを指摘されたときに強く否定する、あるいは急に怒り出したりする。このような反応は、依存の患者さんたちに特徴的なものです。

そのため、依存は「否認《ひにん》の病《やまい》」ともいわれています。

特に患者さんが未成年の場合は、ご家族に受診をすすめられ、半ば強引に病院に連れて来られるケースがほとんどです。患者さんは、「自分がスマホゲームに依存している」と認めたくない意識が非常に強く、私たち医師と対面したときは、ほとんどの方がふてくされた顔で診察室の椅子に座っています。本人を病院に連れてきた家族に対して敵意をむき出しにする患者さんも少なくありません。

依存の疑いのある患者さんを引きずるようにして、久里浜医療センターに連れて来られたご家族の多くは、「なぜ、本人はゲームをやめられないのでしょうか?」という疑問を私たちにぶつけてこられます。

受診を決断する前に、ご家族が患者さんに対して何度も口にしてきたであろうこの疑問に対し、患者さんは、例えば「スマホゲームくらい、みんなやってる!」「放っておいてくれ!」と反発したことでしょう。やむなくスマホを取り上げたご家族が、逆上した患者さんと〝バトル〟になり、場合によっては暴力をふるわれ、家庭が崩壊寸前の状態にまで至ったケースも珍しくありません。そのような状況で、依存状態にある患者さんの気持ちや行動が理解できず、多くのご家族は悩み、そして疲弊《ひへい》しています。

通勤の電車の中で大人たちがスマホゲームに没頭する姿は、今ではこの国の日常の一部となりました。しかし、大半のユーザーは目的の駅が近づけば、さっとスマホゲームをやめ、スマホをポケットにしまい、目的地へと歩いていきます。

次にスマホゲームを起動するのは、バス停での待ち時間でしょうか。あるいは、注文した食事を待つ間などの手持ち無沙汰《ぶさた》な時間かもしれません。スマホゲームに対する認識も「暇つぶし」くらいのもの。大多数の健常なユーザーは、職場で仕事中にこっそりスマホゲームに興じる同僚や、スマホゲームをしながら混雑した駅のホームの端を歩く人を目にすれば、きっと眉《まゆ》をひそめるでしょう。

「仕事中にスマホゲームはまずい」「誤って線路に落ちれば命の危険がある」というように、本来やってはならない状況で、思わずスマホゲームをプレーしてしまうという状態は、医学的には「依存につながる恐れがある状態」と判断できます。

ここで本人に「今はゲームをやっていい場面じゃないですよね？」と聞けば、おそらく「すみません。その通りですね」という反応が返ってくるのではないでしょうか。その場合は、「やめなくてはいけないとわかっている」ものの「ついやってしまう状態」といえます。

しかし、「ついやってしまう状態」がエスカレートし、「仕事中もスマホゲームがしたい」「自分の子どもが話しかけてきてもスマホゲームがやめられない」「四六時中スマホゲームのことが気になって、スマホをしまえない」というように、衝動や渇望《かつぼう》がコントロールできない状態（やめられない状態）になったときには、医学的に「依存である」という診断がなされます。

では、なぜスマホゲームをやめることができないのでしょうか。

実は、これは本人の意志の強さとは無関係です。また、本人が周りの空気を読めないわけでもありません。依存は、脳と心が関連する精神的な疾患であり、「否認の病」です。「依存」の状態にまで至った場合は、本人や家族の中での解決は難しく、専門の医療機関での治療が必要になります。スマホゲーム依存の治療法については第6章で紹介します。

「嗜癖」と「依存」

インターネットが広がり始めた1990年代初頭、インターネットの使い過ぎによってさまざまな問題が起きている、という報告がなされるようになりました。インターネットと人間の関わりの問題にいち早く関心を持ったのが、心理学者のキンバリー・ヤング博士です。彼女は、1994年からピッツバーグ大学で研究を始め、その成果を著書[9]にまとめました。

同書には、1日10時間以上、インターネット上のチャットルームに入り浸り、パソコンの前でチャットを続けた女性が、多額のインターネット接続料（当時のネット接続は定額制ではなく従量制）を支払い、生活費に困窮《こんきゅう》したという事例や、夫が週に50時間近くネットに没頭したことで離婚に至った夫婦の事例などが紹介されています。

こうした実例をいくつも集めて紹介するだけでなく、ヤング博士はインターネットによって生じている依存（インターネット中毒）とは何か、という定義付けも行いました。ヤング博士の定義によると、インターネット中毒とは、次のような状態を指します。

> インターネットに過度に没入してしまうあまり、コンピューターや携帯が使用できないと何らかの情緒的苛立《いらだ》ちを感じること、また実生活における人間関係をわずらわしく感じたり、通常の対人関係や日常生活の心身状態に弊害が生じているにも関わらず、インターネットに精神的に嗜癖《しへき》してしまう状態。

ちなみに、「嗜癖」とは、「ある習慣が行き過ぎてしまい、行動をコントロールするのが難しくなった状態」を指します。どうにもやめられなくなることで、健康問題などを引き起こしてしまう状態です。

具体的には、ギャンブルがやめられない「ギャンブル嗜癖」、カード破産などにつながりやすい「買い物嗜癖」、性犯罪などに手を染めてしまう「セックス嗜癖」などが、嗜癖行動の例として挙げられます。インターネットによって実生活に支障が生じるという問題も専門的には嗜癖の一種であり、「ネット嗜癖」です。

これらの行き過ぎた行動は、英語の「addiction（アディクション）」で「耽溺《たんでき》」「常用癖《じょうようへき》」といい表すことが一般的ですので、「dependence（ディペンデンス）」、つまり「依存」という言葉を使うのは、厳密にいえば正確ではありません。「スマホゲーム依存」も、正しくは「スマホゲーム嗜癖」です。

依存は嗜癖の一部と考えられており、習慣の対象が何らかの物質である場合に「○○依存」と呼ばれます。例えば、お酒に嗜癖する人は「アルコール依存」、タバコがやめられない人は「ニコチン依存」、覚せい剤などの薬物に手を出している人は「薬物依存」となりますが、「嗜癖」という言葉はとっつきにくく、「依存」という言葉の方が一般的に伝わりやすいと考え、あえて本書では、スマホゲームに嗜癖した状態を「スマホゲーム依存」と呼んでいます。

「暇つぶし」はすぐに「生活の中心」へ

スマホゲーム依存の特徴的なリスクは、本人が「やり過ぎ」を感じた入り口から、「やり過ぎを否認し始める」までの進行の速さにあります。

ゲームとして非常によくできている、つまりはまりやすく作られているがゆえに、本人が気づいたときには、「無料の暇つぶし」から「生活の中心」の段階にまで、非常に短期間に達してしまうのです。

当院を訪れたある患者さんは、その感覚について、「スマホゲームをプレーしていると、『あと1回、あと1回』と思っている間に、気づくと1時間も2時間も過ぎている」と説明してくれました。

また、スマホゲームの中には、一定の時間を待たなければ無料でプレーを続けることができず、数百円のアイテムを買う（課金する）とゲームを継続できる、といった仕組みもあります。

そこで、「以前は課金が必要になるタイミングでやめられたのに、今は『数百円なら……』とすぐに課金して続けてしまう。このままいくとどうなるのか不安で受診した」という患者さんもいらっしゃいました。

では、スマホゲームを楽しむユーザーたちは、どの程度の時間をゲームに費やしているのでしょうか。大手ゲーム会社が運営する研究所が、15〜69歳までの男女4400人に対して行ったスマホゲームの使用実態の調査結果[10]を見てみましょう（**図表1-1**）。この調査結果は、序章で紹介したスマホゲームユーザー人口推計（**図表0-3**）よりもいくぶん古いものではありますが、分類が詳細であり、時勢を表す資料として非常に参考になります。

調査によれば、スマホゲームのユーザーの平均年齢は、1日1時間以上スマホゲームをプレーする「ヘビーユーザー」で32・0歳、プレー時間が1日1時間未満の「ライトユーザー」で38・0歳となっています。

つまり、「働き盛り・子育て世代」が、スマホゲーム市場の中核を担っていることがわかります。

さらに、それぞれ職業の割合を見ていきましょう。「ヘビーユーザー」では「フルタイム勤務」が39・6％。「ライトユーザー」では49・0％となっています。この数字に、「専業主婦」を加えれば、スマホゲームユーザーの半数以上が、働き盛り・子育て世代で構成されている実態が読み取れます（「ヘビーユーザー」で50・9％、「ライトユーザー」で63・7％）。

図表1-1 スマホゲームユーザー実態

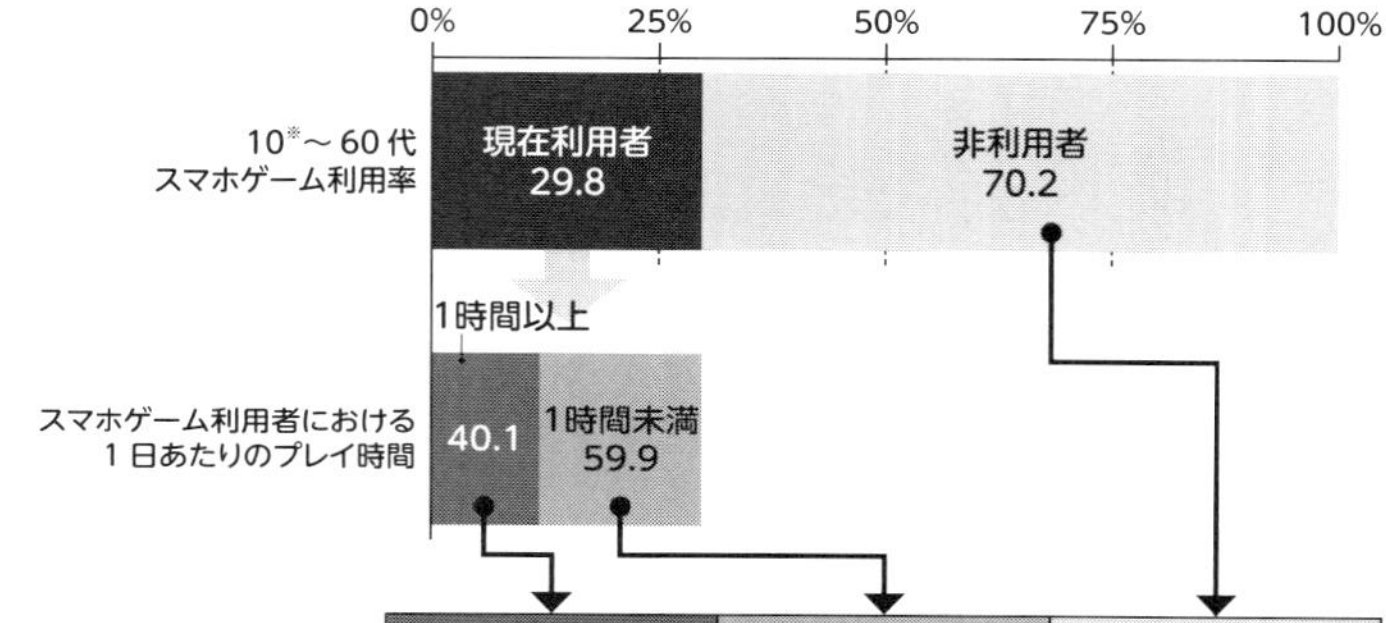

		スマホゲーム ヘビーユーザー	スマホゲーム ライトユーザー	非スマホゲーム ユーザー
10～60代に占める構成比		11.9%	17.8%	70.2%
推計人口		1,036万人	1,545万人	6,090万人
男女比（男：女）		49：51	52：48	50：50
平均年齢		32.0歳	38.0歳	47.7歳
年代	10代※	21.3%	12.8%	3.0%
	20代	30.0%	21.2%	10.4%
	30代	21.8%	20.5%	16.4%
	40代	17.4%	20.8%	22.5%
	50代	6.9%	16.8%	20.0%
	60代	2.8%	8.0%	27.7%
職業	フルタイム勤務	39.6%	49.0%	45.4%
	専業主婦	11.3%	14.7%	19.4%
	学生	23.8%	14.9%	4.1%
	アルバイト・その他	25.3%	21.4%	31.1%
平均スマホゲーム利用日数		6.1日／週	4.3日／週	—
スマホゲーム1日あたりのプレイ時間		130分	27分	—

※10代は15～19歳

出所）SEGA Games ゲームスタイル研究所「スマートフォン利用動向調査2016」

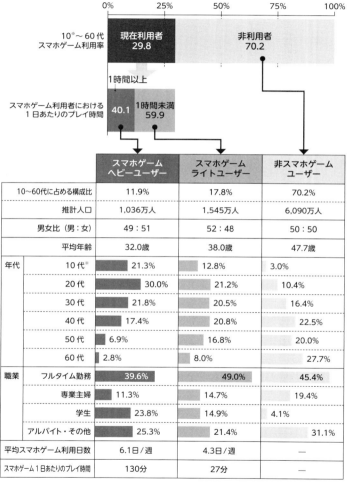

「過剰使用」と「依存」の見極めは難しい

ここで、スマホゲームの「過剰使用《かじょうしよう》」がどのような状態を指すものかをイメージしていただくために、働き盛り・子育て世代の生活に関連する二つの事例を紹介します。エピソードを語ってくださった方のプライバシーに配慮し、家族構成や家庭環境などは一部変更しています。

＊＊＊

【働き盛り・子育て世代のスマホゲーム事例①】
夫のスマホゲーム時間が長くなり、健康面が心配だという専業主婦・Aさんのケース

30代の会社員の夫と3歳の長男と暮らす、30代の専業主婦のAさん。接客業に従事し、店長として店を切り盛りする夫は、毎朝6時には家を出て、帰宅が21時を過ぎることも多く、休みは不規則です。

そんな夫がスマホゲームを始めたのは、1年ほど前のこと。初めは通勤時の行き帰りに少しプレーする程度で、ゲームがほどよい息抜きになっているようでした。「働き詰めの夫にも息抜きが必要だ」と思っていたAさんでしたが、夫のスマホゲームのプレー時間が日増しに長くなっていることに、ふと気がつきました。

特に最近の夫は、入浴時も浴室にスマホを持ち込み、風呂上がりには缶ビールを空けながら、午前2時頃に就寝するまでスマホゲームに没頭。育児や近所付き合いの相談をしたいAさんが話しかけても、スマホゲームに夢中の夫はうわの空です。Aさんは夫婦間のコミュニケーション不足に不満を抱き始めています。

また、以前に比べて睡眠時間が短くなった夫が、毎朝だるそうに家を出て行くため、Aさんは夫の健康状態も心配です。仕事の疲れが抜けず、休日にはソファに寝転がってスマホゲームをプレーし続ける夫の姿が、幼い子どもの内面の発育にマイナスの影響を与えないか、という点も気がかりだといいます。

＊＊＊

【働き盛り・子育て世代のスマホゲーム事例②】
夫がスマホゲーム依存ではないかと疑っている事務職・Bさんのケース

営業マンとして忙しく働く30代の夫と、フルタイムの事務職として働く40代の妻のBさん。最近転職したばかりの夫は仕事と雑務で忙しく、毎朝7時に家を出て、帰宅は22時半を過ぎることも多いそうです。

これだけハードに働いているのだから、こまめに体を休めてほしいとBさんは考えています。ところがBさんから見る限り、夫は空き時間のほとんどをスマホゲームに費やしており、この状態が2年ほど続いています。特に平日の夜から朝にかけての在宅中は、食事中も、就寝直前も、起床直後も絶えずスマホゲームが気になるようです。疲れていても、わずかな時間を見つけては、スマホゲームをプレーする夫に、Bさんのイライラは爆発寸前です。しかし、夫は「仕事もちゃんとしているし、問題ないだろ」とBさんの不満に取り合う素振りを見せません。

これほどスマホゲームに没頭していて、仕事に支障が出ないわけがないと、Bさんは今後の生活に漠然とした不安を感じています。

＊＊＊

二つの事例を読んで、あなたはどのように感じましたか。

私がこの本を執筆している2017年の時点では、ネット依存やゲーム依存に関する正式な診断ガイドラインは存在していません。そこで、久里浜医療センターでは、以下の二つの状態が認められる場合に治療を行っています。

① ネット（この場合にはスマホゲーム）の過剰な利用（プレー）がある
② そのために、明らかな社会・家族・健康問題が生じている

これらの事例では、Aさんのご主人、Bさんのご主人ともに睡眠障害が認められます。しかし、家族内の問題はあるものの、暴言・暴力、別居・離婚のような明確な問題にまでは発展していません。したがって、2名とも「過剰使用」と「依存」の境界に位置していると判断することができます。

このような患者さんが当院の外来にいらっしゃった場合には、まずはスマホゲームに関する

目標を明確に決めていきます。その際には、パートナーやご家族にも同席していただいています。当面は本格的な治療は行いませんが、もし、それ以上問題が大きくなるような場合には、再度受診していただくことになります。

依存の背景にある「現実逃避」

依存の問題を考える際の、最も重要なキーワードの一つは「現実逃避」です。

2011年のネット依存外来の開設以来、私は数多くの患者さんと接してきました。診察の中では必ず、スマホゲームに限らず、SNSやオンラインゲームなども含めたネット依存のきっかけについて尋《たず》ねます。そこで返ってくる答えの中で非常に多いのが、「現実逃避」なのです。

これは、アルコール依存やギャンブル依存の患者さんの場合も同じです。いずれも、ある種のつらさや虚無感《きょむかん》などから逃れるための行為（飲酒、ギャンブル、ゲーム）が依存につながっていくと考えられます。

例えば、夫がスマホゲームを過剰使用している場合、その背景には仕事や生活への不満があるのかもしれません。家事や子育てに熱心だった専業主婦の妻が、ある日突然スマホゲームにばかり興じるようになったとしたら、そこには子育ての悩みやママ友たち、ＰＴＡなどの組織の中で人間関係のトラブルに巻き込まれているのかもしれません。

スマホゲーム過剰使用者のパートナーや家族が受けるストレスは、非常に大きなものです。ですが、大上段《だいじょうだん》に構えて「スマホゲームをやめなさい！」と怒鳴《どな》っても、「スマホゲームばかりして……」とぼやいていても、この問題に関しては、事態が好転することはないでしょう。

このような場合には、過剰使用の原因、つまり本人が抱えている現実生活の問題に対して耳を傾けることが有効です。スマホゲームの過剰使用者や依存患者の家族へのアドバイスについては、第7章で詳しく解説します。

自立した社会人がスマホゲームを楽しむこと自体は、責められることではありません。スマホゲームとうまく付き合い、適度にストレスを発散している人も多いことでしょう。

しかしながら、人生は山あり谷ありです。充実していたはずの日常が、あるきっかけ（仕事や家庭のトラブル、病気、事故など、「トリガー（引き金）」は無数に存在します）で、ストレスに満ちたものに変わってしまう、ということが、少なくありません。そのようなきっかけに直面したとき、現実を受け入れたくないという思いから、それまで嗜《たしな》む程度だったスマホゲームに、ある日突然没頭《ぼっとう》し始める、という傾向も見られます。

自分自身がスマホゲームをやり過ぎていると自覚している方は、日々の生活の中で、強いストレスを感じていないか、感じている場合にはその原因が何であるのかについて、一度じっくり考えてみましょう。

もちろん、ストレスを引き起こす原因を特定することは簡単ではありませんし、必ずしも原因が一つであるとは限りません。また、うまく原因を特定できたとしても、それが仕事や家族関係など、生活の根幹に関わるものである場合には、外科手術のようにバッサリ取り除くわけにもいきません。しかし、現実逃避の原因に対する自覚がなされないまま、スマホゲームとの付き合い方だけを見直そうとしても、症状がなかなか改善されないのも事実です。

何がきっかけでスマホゲームにはまるようになったのか。その原因を探り、スマホゲームとの付き合い方を見直していくこと。詳しくは第5章以降で説明しますが、スマホゲーム依存を改善していくためには、この両輪をうまく回していくことが大切になります。

ゲーム依存の患者数は？

私たち久里浜医療センターでは、2016年5月までに世界で出版された「ゲーム障害」*に関する疫学研究《えきがくけんきゅう》**の英語論文を調査しました[11]。

*　「ゲーム障害」という用語は、「ゲーム依存」と同じ意味とお考えください。

**　特定の人間集団を対象に病気の発生状況などの頻度・分布を調査し、その要因を明らかにする医学研究のこと。

調査の内容は、次の二つです。

①　ゲーム障害の患者がどれくらいの割合で存在するか（横断調査）

②　ある人口集団に対してゲーム障害に関係する調査が行われ、その後、一定期間の追跡調査がなされた研究結果（縦断研究）

前者の調査は「横断調査《おうだんちょうさ》」と呼ばれています。この調査では、ゲーム障害の割合（有病率《ゆうびょうりつ》と呼ばれています）やゲーム障害に関係する要因が明らかになります。

後者の研究は、「縦断研究《じゅうだんけんきゅう》」と呼ばれています。この研究では、ゲーム障害の自然経過（治療を行わなかった場合の病状の変化）や危険要因（ゲーム依存に走らせる要因）、防御要因（ゲーム依存を予防してくれる要因）が明らかになります。

では、日本には、果たしてどれくらいの数のスマホゲーム依存患者がいるのでしょうか。「スマホゲーム依存」は依存の中でも新しい病気であり、残念ながらこれに特化した研究はほとんどありません。しかし、「ゲーム依存」に関する研究は、２０１６年５月時点で、世界で37ありました。その研究結果によると、ゲーム依存の推計有病率は０・７〜27・５％でした。

推計有病率にこのような大きな幅が見られるのは、ゲーム依存を特定するために用いた調査票の形式や調査対象者が、調査ごとに異なるためです。中には、ゲーム依存の範囲をかなり広く設定し、多くの回答を拾い上げている調査もありました。このような状況を踏まえた上で、ゲーム依存をより正確に捉えると、その割合は調査対象者の５％以内であると推計されました。

調査によると、ゲーム依存は、成人に比べて未成年者に多く見られました。成人の中では、若ければ若いほどその割合が高い傾向がある、ということもわかりました。また、女性に比べて男性の割合が高いことは、どの研究にも共通して認められる特徴です。

ひと昔前までは、ネット依存やゲーム依存の有病率は、東アジアの国々に高いといわれていました（ここでいう「東アジア」には、韓国や中国と並び、もちろんわが国も入っています）。しかし、この地域差はすでに過去のものであり、現在では洋の東西を問わず、ゲーム依存の有病率が高いことがわかってきました。

わが国では、ゲーム依存に特化した国レベルでの実態調査はありません。当院が２０１３年に実施した、全国の中学生・高校生約10万人に対する調査では、ネット依存が疑われる者の割合は、男性６・２％、女性９・８％でした[12]。この割合をもとにすると、全国にはネット依存が疑われる中高生が約52万人いると推計されました。成人に関しては、２０１３年に実施されたわが国成人に対する実態調査で、ネット依存の傾向のある者が、男性４・５％、女性３・６％存在し、その数は約４２１万人と推計されました[13]。

しかし、いずれの調査も、これらのうちどの程度の割合がゲーム依存で占められているかが、よくわかりません。しかし、その割合は男性が高く、女性は低いという傾向があり、男性のゲーム依存の割合の多くの部分がゲーム依存で占められていると思われます。

縦断研究でわかった「依存」しやすい人、しにくい人

さて、本章のまとめとして、縦断研究の結果から導き出した、ゲーム依存になりやすい人、なりにくい人の特徴をまとめておきましょう。先ほど紹介した当院の研究では、ゲーム依存に関する縦断研究が世界で13ありました。これらの研究から、ゲーム依存の「危険要因」と「防御要因」を抜き出して整理したものを、以下に紹介します。現在このような特徴のある人は、将来ゲーム依存になりやすい、またはなりにくい、と考えてください。

ゲーム依存になりやすい人（危険要因）

- ゲーム時間が長い
- ゲームにまつわる問題が多い
- ゲームを肯定する傾向が強い
- 男性である
- 母子・父子家庭である
- 友人がいない（少ない）
- 衝動性が高い

すでに長時間ゲームをする習慣がある、またはゲームを原因・きっかけとする問題がすでに起こっているという人の場合には、今後もそのような状態が続く、あるいは、さらに状態が悪化してゲーム依存に至る、ということが当然想定できます。

また、当院の外来を訪れるゲーム依存の患者さんに話を聞くと、元来のゲーム好きや、本人が幼い頃から親がゲームを愛好していたケースが非常に多く、ゲームを肯定する傾向が強いことも特徴的です。このことから、ゲーム依存を防ぐためには、ゲーム時間を減らすことやゲームの回数を減らすことが重要である、ということがわかってきます。

自己コントロールがうまくできない人は、ゲーム使用のコントロールが難しく、ゲーム依存になりやすいといえるでしょう。

また、女性よりも男性のゲーム依存の有病率が高いことはすでに述べましたが、ゲームが持つ何らかの特性が、女性以上に男性に合っているのかもしれません。

当院の外来を受診するゲーム依存の患者さんは、それぞれさまざまな家族問題を抱えています。とりわけ、母子家庭であるケースが多く見られます。母親一人では、思春期や青年期の若者の行動をコントロールすることが難しいという点が、理由の一つに挙げられます。

ゲーム依存になりにくい人（防御要因）

この研究は、従来のゲーム依存の中心層であった中高生を対象にしているため、成人の方であれば「学校」を「会社」など所属する組織に変えて考えてください。

・社会的能力（social competence）が高い
・自己評価（self-esteem）が高い
・行動の自己コントロールがうまくできている
・学校でうまくクラスに溶け込んでいる
・学校が楽しいと感じる

現実生活が充実していて自分のアイデンティティーを確認しやすい人や、現実生活の中に自分の居場所があると感じている人が、ゲーム依存に陥るケースは稀《まれ》です。危険要因の一つに「友人がいない（少ない）」という項目がありました。これはまさに、現実生活が充実していないことの一つの表れでしょう。

ゲーム依存を防ぐためには、ゲームの時間や使い方をコントロールすることが重要です。それと同様に、ゲームに逃避しなければならないような現実生活を充実したものに変えていく、ということも必要なのです。

当院が調査した13の縦断研究の中には、ゲーム依存の自然経過を報告する研究もありました。

それらをまとめると、ゲーム依存の人が1〜5年後に依然としてゲーム依存である割合は、0〜84%でした。この自然経過と年齢の関係を見てみると、成人の場合には自然回復率が高い傾向にありましたが、未成年者ではゲーム依存が継続する割合が高い傾向にありました。未成年者に比べ成人は、①ゲームへののめり込みが不毛であると理解しやすい、②ゲーム以外の代替活動をより多く知っているために自然回復率が高いのかもしれません。

スマホゲームの依存リスクを正しく理解するために、次章では、そもそもスマホゲームとはどのようなゲームであり、どのような特性を持つものなのかについて考えていきましょう。

第2章

スマホゲームの特徴を知る

「家庭用ゲーム機」と何が違う？

スマホゲームに依存する人が増加した背景には、一体何があるのでしょうか。

一つには、スマホの保有率が高くなったことで、人々が手軽にスマホゲームを楽しむようになったこと。そしてもう一つには、ゲーム環境がオフラインからオンラインへと変化したことが挙げられます。

オフラインとオンラインの違い。ゲームに興味がない方には、おそらくピンとこないでしょう。ところが、これがまったく違うのです。

私は序章で、現在の30～40代を「ファミコン・プレステ世代」といい表しました。彼らの少年少女時代に流行したゲームは、オフラインゲームでした。その後、インターネットが普及すると、パソコンや家庭用ゲーム機がインターネットに接続されるようになりました。オンラインゲームの登場です。これまでクローズドな（遮断された）環境の中で、一人（または少人数）で行われていたゲームがインターネットにつながることで、世界中の不特定多数のユーザーたちとリアルタイムでチームを組み、ミッションをクリアしたり、ユーザー同士でスコアを競うことができるようになったのです。

また、オンラインゲームでは、ゲームを通じて顔の見えない他のユーザーから賞賛されたり、ゲーム内のチャット機能を利用して、他のユーザーとコミュニケーションをとるということが可能になりました。

普段から、自分が現実社会とうまく適応できていないと感じる方にとっては、これは大変な魅力になります。ワクワク・ドキドキを、手軽に、そしていつでも、どこでも味わうことができ、さらに承認欲求《しょうにんよっきゅう》や自己肯定感まで満たしてくれる。そのようなオンラインゲームは、ストレス要因が多く、対人関係が希薄な現代を生きる私たちの、格好の不満のはけ口の役割を果たしています。

オンラインゲームの流行も、目まぐるしく変化しています。数年前は、オンラインゲームの中の仮想世界の中で複数のユーザーたちとチームを組んでロール・プレイング・ゲームを進めていくＭＭＯＲＰＧ（マッシブリー・マルチプレーヤー・オンライン・ロール・プレイング・ゲーム）、通称オンラインＲＰＧや、架空《かくう》の戦場などを舞台に、銃やその他の武器を使いながら、主人公の一人称《いちにんしょう》視点でアクションをこなしていくＦＰＳ（ファーストパーソン・シューター／本人（一人称）視点シューティングゲーム）といったジャンルが人気でした。

現在は、これらのジャンルにさまざまな要素を掛け合わせ、際限がないほど新たなゲームが生まれています。

しかしながら、オフラインゲームが主流だった頃は、ゲーム依存に悩む患者さんは多くありませんでした。オンラインゲームが登場し、その主流がパソコンからスマホゲームに切り替わったことで、依存のリスクが広がったのはなぜでしょうか。それを知るために、スマホゲームのいくつかの特徴を紹介したいと思います。

「スキマ時間」にプレーできる

パソコンや家庭用ゲーム機を使ってプレーするには、ゲームをできる環境が、物理的に整っていなければなりません。かつてのゲームは据え置き型であり、ゲーム機やモニターの前に座っている必要がありました。しかし、スマホは持ち歩くことができます。通勤・通学などの移動時間、仕事の合間の休憩時間、家事が一段落したときにテレビを見ながらなど、プレー機会は無数にあります。5分、10分といったいわゆる「スキマ時間」に、反復的にプレーすることもできます。いつでも、どこでもプレーできるというスマホゲームの特性には、とても大きな依存リスクがあるのです。

頭の中の「バックグラウンド」でゲームが進む

スマホゲームは、仕事をしながら、家事をこなしながら、勉強しながらといった、いわゆる「ながらプレー」が可能なため、一旦ゲームを終えても、簡単にゲームを再開することができます。多くのスマホゲームは、ゲームに関連した情報をユーザーのスマホの画面上に通知する、いわゆる「プッシュ通知」の機能を備えています。通知に接したユーザーの多くは、いつ、どこにいても「早くプレーしたい」という欲求を感じるようになります。この刺激が繰り返され、まるで頭の「バックグラウンド」でゲームが続いているような状態になってしまうと、仕事や家事などの効率を下げることにつながるかもしれません。

依存状態に気づきにくい、周囲も実態を把握しにくい

患者さんには「自分は好きなゲームをしているだけだ」という気持ちがあります。家庭用ゲーム機が主流だった頃は、ゲーム機やテレビ画面の前に座り込んでいるため、家族など周囲の人が、ゲームのやり過ぎを指摘しやすい状況がありました。しかし、スマホゲームは、仕事や家事の合間などの「ながらプレー」を断続的に続けることができるため、本人も周囲も、過剰使用や依存の進行を把握しにくい傾向があります。

ゲーム会社の戦略と競争

次に、スマホゲームを運営するゲーム会社の視点から、スマホゲームを考えてみましょう。

まず、ユーザーが夢中になる魅力的なゲームを開発することは、ゲーム会社の使命といえます。また、多数のユーザーに長くプレーしてもらい、収益を最大化しようとすることは、企業の論理として当然のことといえるでしょう。しかしながら、本書では、医師の立場からあえて、

ゲーム会社の戦略に見る依存リスクを挙げてみたいと思います。

◻無料で多数のユーザーを取り込む

あなたのスマホには、スマホゲームのアプリがいくつ入っていますか？「一つも入っていません」と答えてくれるなら、私たち医師にとって、あなたは理想的な人物です。しかし、当院の患者さんたちによれば、スマホゲームユーザーは、複数のスマホゲームアプリをダウンロードして、いくつかのタイトルを並行してプレーするのが一般的なようです。

多くのゲームアプリはアプリマーケットから無料でダウンロードすることができます。実際、アプリマーケットにアクセスすると、「新着ゲーム」や「人気のゲーム」など、おすすめのスマホゲームが、目を引くアイコンで整然とレイアウトされています。キャラクターのイラストなどが効果的にレイアウトされたデザインは、スマホゲームに興味のない私でも、思わず見入ってしまうほど魅力的に見えます。

しかも、スマホゲームは、基本的に無料でダウンロードでき、これがスマホゲームを始めることへのハードルを低くしています。また、多くのスマホゲームは、課金しなくても十分に楽しく遊べるように作られています。

「三種の神器」はスマホゲームとアニメとラノベ

スマホゲームには、人気のアニメをゲーム化したものや、人気アニメを手がけた漫画家にキャラクターデザインを依頼したもの、ライトノベル（通称「ラノベ」）と呼ばれる小説と連動したものが多く見られます。アニメやライトノベルに登場するキャラクターたちが、ゲームの中で動き回り、ユーザーとチャット形式で会話します。キャラクターのファンであれば、クイズが解けた、敵を倒したというゲームの楽しさだけにとどまらない魅力を感じられるはずです。

特にライトノベルは、若年層をメインターゲットにしています。小説の世界からゲームの世界への接点が生まれたことで、今までゲームに興味のなかった若年層を取り込むことを可能にしたとも考えられます。

忙しい大人は課金で「時間を買う」

第1章で紹介したスマホゲームユーザー実態（**図表1-1**）からもわかるように、スマホゲームをプレーする主要な層は、働き盛り・子育て世代でした。しかし、彼らの多くは日夜時間に追われ、多忙であるはずです。

そこで、ゲームを優位に進めるため、「奥の手」として使われるのが課金システムです。例えば、親のクレジットカードを無断で使用し、課金に手を出してしまう未成年の患者さんがいます。ただ、後述するように、このようなケースでは多くの場合、すぐに問題が発覚し、親が注意することで収まることがほとんどです。

むしろ危ないのは、自分の収入を持つ成人ユーザーの方かもしれません。時間を短縮しながら自分の分身を強くし、魅力的なアイテムを入手できる課金システムは、日々時間に追われている成人ユーザーにとって、強い誘惑になります。また、当院の患者さんの中には、課金によって「他者を出し抜く感覚がたまらない」という方もいます。

6年で20倍！ スマホゲームは過熱市場

スマホゲームが身近な存在となり、「依存」という新しい問題が浮上してきた一方で、その市場規模は急激に拡大しています。**図表２-１**の通り、２０１１年度に４８０億円だった市場規模は、２０１４年度には、前年度比６割増の８９５０億円に急伸。その後も堅調《けんちょう》に推移し、２０１７年度は９６００億円程度で着地すると予測されています[14]。１兆円の大台への到達も、いよいよ現実味を帯びてきました。

　私たちは今、スマホゲーム業界の勢いを目のあたりにしています。テレビをつければ、スマホゲームのCMを目にしない日はありません。都市の生活空間の中にも、さまざまな形態のスマホゲームの広告があふれています。

　ゲーム会社は、多額の広告費用を投じ、

図表2-1 国内スマホゲーム市場規模推移と予測

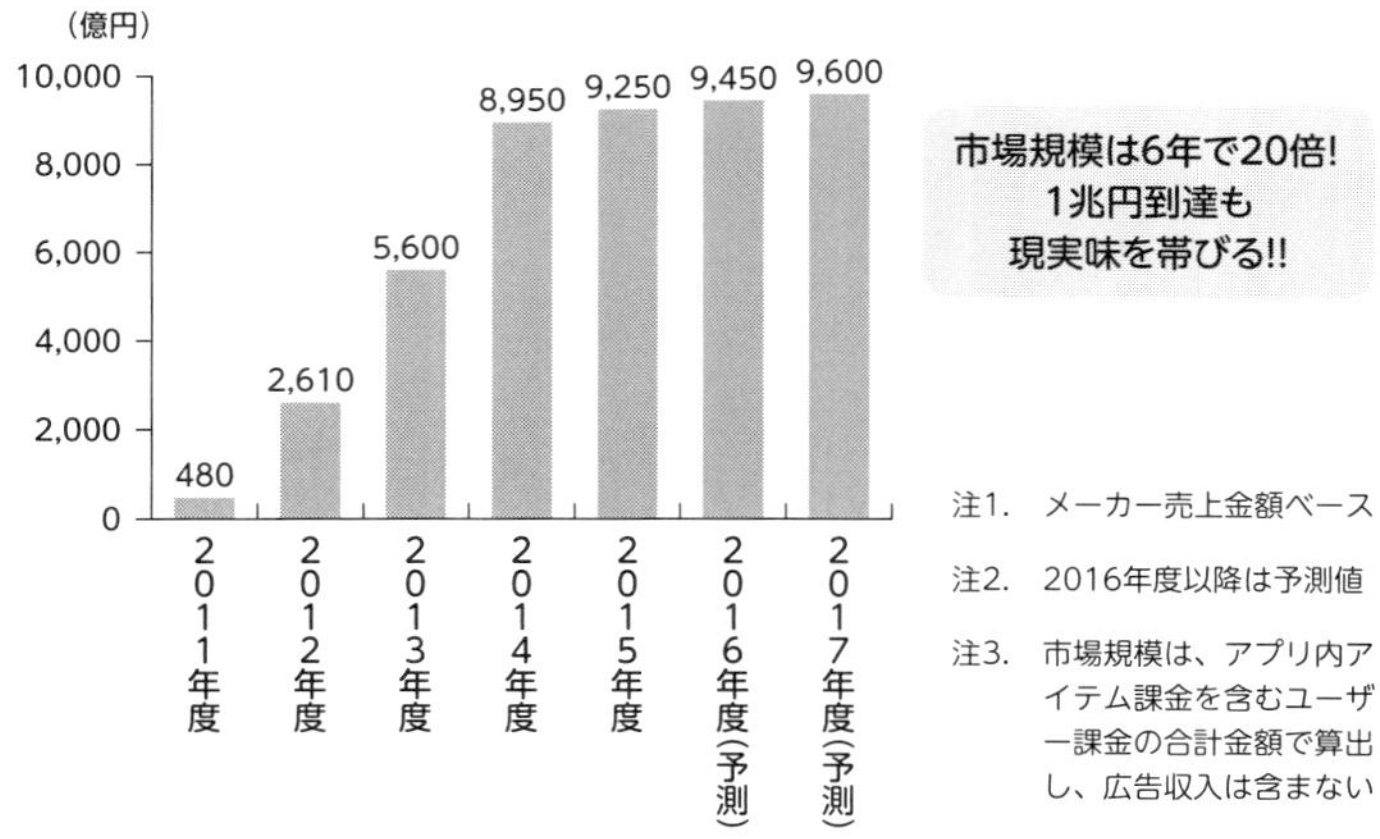

注1.　メーカー売上金額ベース

注2.　2016年度以降は予測値

注3.　市場規模は、アプリ内アイテム課金を含むユーザー課金の合計金額で算出し、広告収入は含まない

出所）矢野経済研究所「スマホゲームの市場動向と将来性分析 2016」および「スマホゲームの市場動向と将来性分析 2017」

新作の開発や既存タイトルのアップデートを行い、新たなユーザーの獲得競争を日夜繰り広げています。

しかし、基本的にスマホゲームは無料でプレーできるはずです。にもかかわらず、国内のスマホゲーム市場は伸び続けています。なぜ、ゲーム会社はこれほど大きな利益を生み出せるのでしょうか。

その答えは、「フリーミアム」というビジネスモデルにあります。

フリーミアムとは、無料のサービスや製品で顧客を獲得し、特別な機能について料金を課金する仕組みのことで、「フリー（無料）」と「プレミアム（割増）」を掛け合わせた造語です。ほとんどのスマホゲームがこの仕組みを採用しています。クレジットカードや電子マネーなどを使用して、ゲーム内で使用できる通貨を購入したユーザーは、後述する「ガチャ」のためにこれを使います。

ゲーム会社側から見れば、この「課金」というプレミアムな部分こそが、まさしく収益源となります。米国のマーケティング会社は、スマホゲームをプレーしている課金ユーザーのうち、わずか0・19％が、ゲーム会社の利益の48％を支えているという、驚きの調査結果を公表しています[15]（**図表2-2**）。これは非常にいびつな収益構造といえます。

多数のユーザーを獲得し、100円でも多く課金してもらうことこそ、スマホゲーム事業の継続と成長の生命線といえます。そのためゲーム会社は、ユーザーに対して、1日に複数回ログインしてもらう、あるいは長時間・長期間にわたってプレーしてもらうことに躍起になっています。

ではここで、ゲーム会社が行っているさまざまな工夫を見ていきましょう。

アップデートで飽きさせない

各ゲーム会社は、一定の期間ごとに、新

図表2-2 スマホゲーム市場の収益構造

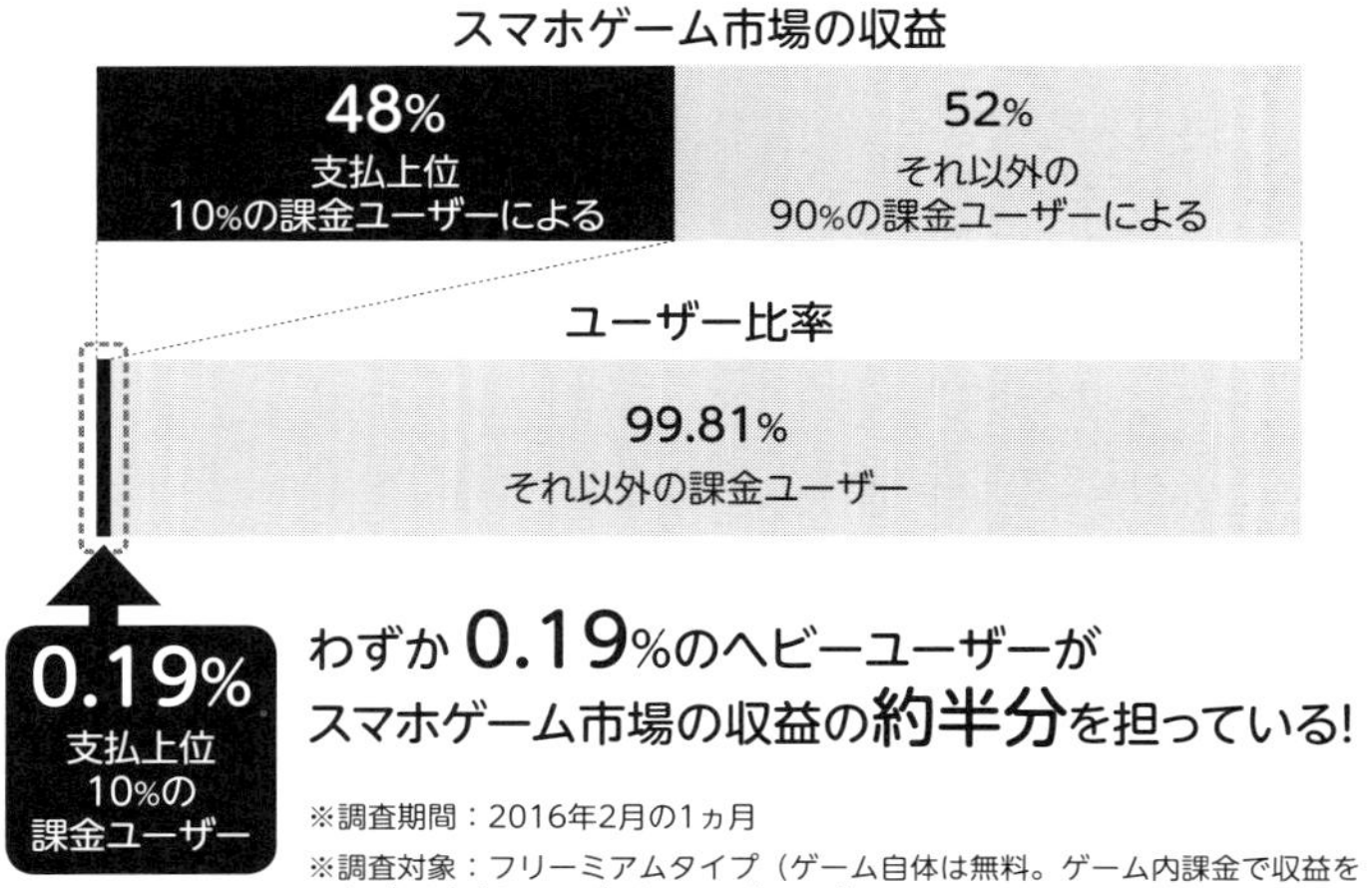

※調査期間：2016年2月の1ヵ月
※調査対象：フリーミアムタイプ（ゲーム自体は無料。ゲーム内課金で収益を上げるビジネスモデル）のモバイルゲーム

出所）Swrve. MONETIZATION REPORT 2016.

しいストーリーやキャラクター、カード、武器を投入するなどの「改善」を行います。これは「アップデート」と呼ばれています。患者さんに話を聞くと、このアップデートのたびに、「プレーしなければ」とそわそわ落ち着かなくなるといいます。アップデートは、スマホゲームに傾倒するユーザーを刺激し、彼らをゲームの世界につなぎとめるために重要な役割を果たしています。

プッシュ通知がキュー（きっかけ）になる

スマホゲームには、いわゆる「プッシュ通知」という機能があります。イベントの予告、新たなカードの登場などのゲームに関する最新情報を、ゲーム会社側からの能動的なメッセージとして、ユーザーのスマホに配信する機能です。

家庭用ゲーム機の時代は、仕事を終えて帰宅し、「さあ、やるぞ」とゲーム機の電源を入れることが、ゲームの世界に没入するための「きっかけ」となっていました。しかし、スマホゲームの場合は、このプッシュ通知がプレーを始める一つの「きっかけ」になります。このきっかけのことを専門的に「CUE（キュー）」、または「ゲーム刺激」と呼びますが（第4章参照）、スマホゲーム側から任意に発信されるキューを受け取ったユーザーの意識は、いつ、どこで、何をしていても、たちまちスマホゲームの世界に引き戻されてしまいます。

ゲーム会社の側から見れば、家庭用ゲーム機の時代には考えられなかった「進歩」といえるでしょう。

「レアアイテム」「レアキャラ」「カード」「コイン」の誘惑

多くのゲームでは、毎日、継続的にログインすると、「レアアイテム」「レアキャラ」「カード」「コイン」などといった「連続ログインボーナス」がもらえます。ユーザーは、これを目当てに、一定の時間を空けずにログインし続けます。他のユーザーに後れをとらないよう、常にプッシュ通知を気にし、ボーナスが投入されると知れば、ログインする癖《くせ》がついてしまうのです。

「クリア」という概念がない

従来のゲームには「クリア」という明確なゴールがありました。ボスを倒したり、最終ステージをクリアすることで、ゲームがエンディングを迎えるのです。しかし、多くのスマホゲームは「クリア」という概念を持ちません。なぜなら、ユーザーに継続してプレーさせ続けることが、スマホゲームの一つの大きな目的だからです。

また、スマホゲームのアプリは無料でダウンロードできるため、家庭用ゲーム機用のゲームソフトのように、1本数千円単位の初期費用もかかりません。つまり、次から次に別のタイトルを試し、常に新しい刺激を求めることができます。

その結果、いつでも、どこでもできるスマホゲームを、仕事をしながら、家事をしながらプレーし続ける「ながらプレー」につながると考えられます。

「ガチャ」はギャンブル

ここまで挙げてきたスマホゲームの特徴の中で、私が特に依存リスクが高いと感じているのが、「ガチャ」という課金機能です。当院の患者さんを診察していても、スマホゲームにはまっているというよりも、ガチャそのものに夢中になっている方が、実に多いのです。

ガチャとは、もともと「カプセルトイ」と呼ばれる抽選式の玩具購入方式の呼び名でした。カプセルの中にはおもちゃが入っていて、ガチャガチャと呼ばれる機械に硬貨を投入し、レバーを「ガチャッ」と回すとカプセルトイが出てきます。この仕組みをスマホゲームに導入したのがガチャです。

ユーザーは一定の額を課金すると、ガチャガチャを回すように、中身がランダムに決まるアイテムを得ることができます。アイテムにはゲームの攻略をたやすくする効果があるのですが、このとき患者さんは、「次は何が出るだろう?」という高揚感を得ているのです。巧みに射幸心をあおるこの仕組みは、私たちにギャンブルに酷似した刺激と興奮をもたらします。


例えば、日本のギャンブル依存の大多数はパチンコへの依存です。

私たち久里浜医療センターの研究グループは2017年、全国300地点の住民基本台帳から1万人を無作為に選び、協力の得られた5365人に対し、国際的な診断基準に沿った面接調査を行いました。その結果、ギャンブル等依存に関する調査項目の回答者4685人の中で、今までの人生で競馬やパチンコなどのギャンブル依存を疑われる時期がある人(生涯有病率)

は3・6%、現時点でギャンブル依存の疑いがある人（現在有病率）は0・8%でした[16]。この数字をもとに、日本全国でギャンブル依存の疑いのある時期がある人の数を推計すると約320万人、現時点で依存が疑われる人の推計値は70万人となりました。

パチンコは、自分の足で店舗に出向かなければ遊ぶことができません。しかし、主要な駅の前や、幹線道路のロードサイドには、必ずといっていいほどパチンコ店のネオンが輝いており、全国のパチンコ店は1万986店（2016年末時点）[17]となっています。行こうと思えば、いつでも行ける距離感。これが多くの人々をギャンブル依存へと導いてきました。

しかし、私たちが普段から持ち歩いているスマホは、パチンコ店よりはるかに身近な存在です。スマホの普及台数がそのままパチンコ店に置き換わる、と考えるのはいかにも短絡的ですが、常日頃から私たちが「ギャンブルマシーン」にもなりうる道具を持ち歩いていることには、もう少し注意が払われるべきでしょう。

当院を訪れる患者さんの中心は、親御《おやご》さんに連れられた中高生ですが、ガチャにはまって受診されるのは、大学生や社会人といった大人たちです。

中高生の場合には支払える額に限度があるため、親のクレジットカードを勝手に使ってしまう、親の財布からこっそりお金を抜いてしまうといったことが、しばしば起こります。ただ、この場合には、課金によるトラブルの多くが比較的早い段階で発覚します。ところが、自分で仕事をし、収入を得ている成人の場合には、ガチャによる行き過ぎた課金が判明した時点で、その額も、費やした時間も、生活を破綻させるに十分なレベルに達していることがあります。

働く世代に多い「ながらスマホ事故」

東京消防庁の統計[18]では、2012〜2016年の5年間で歩きスマホ、自転車に乗りながらのスマホの事故によって1193名が緊急搬送されています（**図表2-3**）。搬送された人の年齢層を見ると、20〜40代が112人と働く世代が中心となっています（**図表2-4**）。

中には駅のホームから線路上へ転落したケースもあり、東京消防庁が注意を喚起しています。事故に遭った方のうち、どれほどの方がスマホゲームをプレーしていたかは不明ですが、スマホゲームが、このような身近な事故を引き起こすリスクも無視できません。

図表2-3 歩きスマホなどを原因とする事故の年別救急搬送人員（2012～2016年／東京消防庁管内）

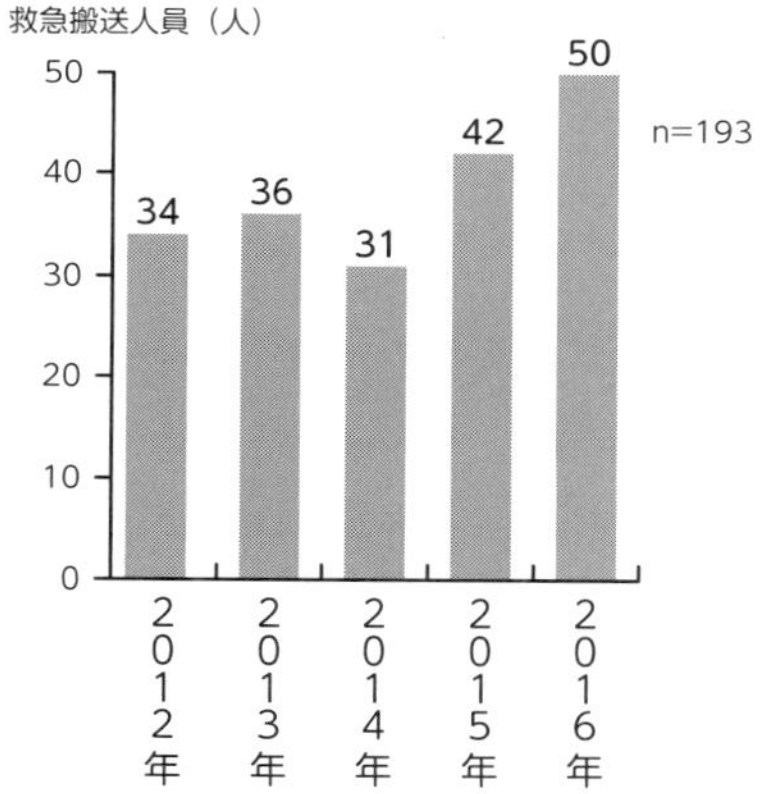

出所）東京消防庁ウェブサイト

図表2-4 歩きスマホなどを原因とする事故の年齢区分別の救急搬送人員（2012～2016年／東京消防庁管内）

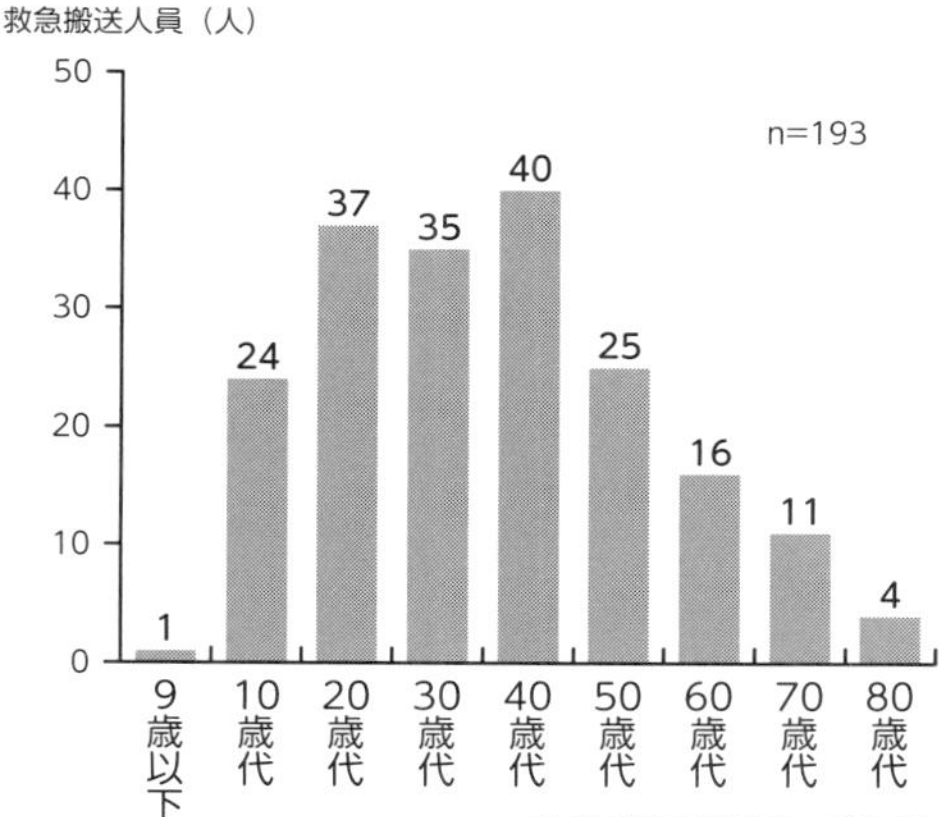

出所）東京消防庁ウェブサイト

第3章 ゲーム依存の診断ガイドラインとスクリーニングツール

3

ゲーム依存の診断ガイドライン誕生秘話

現時点ではネット依存やゲーム依存に関する、世界的に認められた診断ガイドライン、または基準はありません*。その予備的なものとして、2013年に米国精神医学会が「インターネットゲーム障害」の診断基準を公表しました。しかし、これは正式なものではないため、患者さんの診療には使えません。

＊　世界保健機関（WHO）の国際疾病分類（ICD）では「診断ガイドライン」、米国精神医学会の精神疾患・精神障害の分類マニュアル（DSM）では「診断基準」という用語が使われます。

私たち久里浜医療センターが日常の診察で使用しているのは、世界保健機関（WHO）が作成した国際疾病《しっぺい》分類（ICD）の第10版（ICD-10）です。しかし、この中には、ネット依存はおろか、ゲーム依存に関する記述は一切ありません。そのため現時点で私たちは、「その他の習慣および衝動の障害」という〝くず籠〟のような病名を、ゲーム依存に対して使わなければならないのです。

実は、このＩＣＤ-10は、２０１８年に第11版（ＩＣＤ-11）に改訂《かいてい》されることが決まっています。この改訂に関する議論は２０１２年以前から始まっていたのですが、２０１３年にジュネーブで開催された依存に関するＷＨＯ会議に参加した際、私は改訂の中身について、初めて知らされました。それによると、ＩＣＤ-10と同じくＩＣＤ-11の草稿でも、ネット依存やゲーム依存はまったく含まれていなかったのです。

久里浜医療センターでは、２０１１年からネット依存の専門医療を開始しました。ネット依存患者の症状がどれだけ重症であるかを身をもって認識していた私は、ＩＣＤ-11の草稿内容に大きなショックを受けました。ＩＣＤ-11に病名が入らなければ、ネット依存やゲーム依存の研究は進まず、治療技術が向上しないからです。また、病名がＩＣＤにないために、診療に対する相応の報酬《ほうしゅう》が得られない現状も変わりません。それでは、ほとんどの医療機関は、ネット依存やゲーム依存の治療にソッポを向いたままでいることでしょう。

次の改訂は、さらにおよそ20年後です。もし今回のＩＣＤ-11への改訂で病名が入らなければ、私たちは２０３８年頃まで待たねばならなくなります。

「ネット依存の診断ガイドラインをＩＣＤ-11に入れるべきだ」

会議の後、私はWHOの依存担当官であるポズニャック博士に直談判《じかだんぱん》しました。しかし、担当官は「入る可能性はない」と冷淡な態度で応じます。それでも私は食い下がり、「ICD-11にネット依存の診断ガイドラインを入れることは約束できないが、これに関するプロジェクトを始めてみよう」という約束を取りつけました。

そのような担当官の回答は、当然のものでした。そもそも、WHOの内部では、依存に関する担当部署とICD-11作成の担当部署が異なっています。また、ネット依存というまったく新しい現象をどの部署が担当するのかさえ、はっきり決まっていませんでした。

まずは、既存の研究知見を集め、そのような依存が一つの疾患単位《しっかんたんい》として成り立つ根拠があるのかを調べてみよう、ということになりました。

しかし、ここで別の大きな問題が立ち塞《ふさ》がります。このプロジェクトを進めるための予算が、WHOになかったのです。そこで、当面の予算は久里浜医療センターが拠出《きょしゅつ》することになりました。

会議から戻り、ポズニャック博士とのやり取りを続ける中で、第1回のネット依存に関するWHO会議を東京で行うことが決まりました。会議は2014年8月、国立がん研究センターで、世界15ヵ国から専門家を招く形で開催されました。

その会議では、ネット依存に関する研究エビデンス、各国の状況などが話し合われ、ICD-11にネット依存に関する何らかの病名を入れる必要があることで合意しました。

第2回の会議は翌年8月、ソウルで韓国政府、久里浜医療センター、韓国の依存医学会の共催で行われました。ネット依存には、ゲームだけでなく、SNS依存、ネットポルノ依存などさまざまなパターンがありますが、既存の医学的エビデンスから、現時点ではゲーム依存のみをICD-11に収載《しゅうさい》する方向で合意し、診断ガイドラインの試案が作成されました。

続く2016年9月に香港で行われた会議では、主に対策に関する話し合いがなされました。いずれの会議でも、私が座長を務めさせていただき、2017年10月に発表されたICD-11の草稿に初めて、念願の「ゲーム障害（gaming disorder）」が収載されるに至っています。予定では、2018年夏までにICD-11の最終版が出版される予定です。

ＩＣＤ-11　ゲーム障害の診断ガイドライン

原稿執筆時点では草稿の段階ですが、先ほど紹介したように、２０１８年からＩＣＤ-11の診断ガイドラインがスマホゲーム依存にも使われます。ここでは、最新の草稿を私が翻訳したものをご紹介します（**図表3-1**）。正式な翻訳作業は現在進行中であるため、これは暫定訳とお考えください。

このＩＣＤ-11で挙げられている三つの特徴は、これまでの他の診断ガイドラインを短くしたものではなく、「依存」のエッセンスとなる項目をリスト化したものです。これら三つの特徴は、ＩＣＤ-10の「物質依存」の診断項目にも入っています（項目2、5、6）。米国精神医学会の疾病分類「ＤＳＭ-5」の「インターネットゲーム障害（ＩＧＤ）」の診断項目にも類似の項目が入っています（項目4、5、6）。

また同時に、このガイドラインでは、「ゲーム障害の診断ガイドライン」としての特異性が低い項目を排除しています（例えば、ＤＳＭ-5のＩＧＤの診断基準7、8）。一方、ゲーム障害のような行動嗜癖では、ＩＧＤの項目2に記述されている「離脱《りだつ》症状」、項目3に記述されてい

図表3-1 ICD-11 ゲーム障害の診断ガイドライン（草稿）

1	**持続的または再発性のゲーム行動パターン（インターネットを介するオンラインまたはオフライン）で、以下のすべての特徴を示す。** a. ゲームのコントロール障害（例えば、開始、頻度、熱中度、期間、終了、プレイ環境などにおいて）。 b. 他の日常生活の関心事や日々の活動よりゲームが先に来るほどに、ゲームをますます優先。 c. 問題が起きているにも関わらず、ゲームを継続またはさらにエスカレート（問題とは例えば、反復する対人関係問題、仕事または学業上の問題、健康問題）。
2	**ゲーム行動パターンは、持続的または挿話的かつ反復的で、ある一定期間続く（例えば、12ヵ月）。**
3	**ゲーム行動パターンは、明らかな苦痛や個人、家族、社会、教育、職業や他の重要な機能分野において著しい障害を引き起こしている。**

注． 樋口による暫定訳

る「耐性」については、①そのような現象が存在するか否か、②存在する場合には、それらが依存にどのような影響を与えるのか、などについて議論が交わされている状況であり、ガイドラインからは外すのが妥当と考えられます[19]。

このゲーム障害のガイドラインの重要なところは、「重症度」に関する項目が含まれている点です。つまり、重症度を測ることができなければ、単なる「ゲームの過剰プレー（過剰使用）」を「ゲーム障害」と診断してしまう恐れがあるためです[20]。

ゲーム障害の症状がどれくらい続くのか、という点については今後、実際の患者さんに対する実地試験を通して明らかになっていくでしょう。ICD-10やICD-11の「物質依存」診断ガイドライン（アルコール、覚せい剤などが対象）では、基準期間が12ヵ月とされているため、「ゲーム障害」の診断ガイドラインでも、期間は12ヵ月と記載されています。

しかし、依存に陥るまでの期間は、「物質依存」よりも「ゲーム障害」の方が、かなり速いと想定されています。実際、当院の外来を受診するゲーム障害患者さんには、症状の持続期間が12ヵ月未満の方がかなりいます。通常、このように早く依存が進行する患者さんの症状は重症です。もし、診断のために必要な期間が12ヵ月となると、このような患者さんが多数、診断から漏れてしまうことになるのです。この点は、WHOに対して、今後も繰り返し説明していく必要があります[21]。

診断ガイドラインに基づいて事例を検証する

ではここで、第1章でご紹介した二つの【働き盛り・子育て世代のスマホゲーム事例】を、WHOの「ゲーム障害」の定義に基づいて、診断してみましょう。

どちらの事例のご主人も、ご自分ではスマホゲームをコントロールできていると考えているようですが、奥様から見るとそうではないことは明らかです。また、スマホゲームは主に自宅でプレーしているようです。しかし、特に問題なく仕事をこなされており、スマホゲームが「生活の中心」であるとはいえません。ただ、家族問題があるにもかかわらず、スマホゲームは続けています。

これらの状況を、ICD-11のゲーム障害の診断ガイドラインに当てはめてみると、1a、1cは満たしますが、1bは満たしていません。また、家庭に焦点を当てると確かに問題は認められますが、仕事を含めた社会生活に関しては、大きな問題は出ていないようです。

以上より、現時点ではお二人とも「ゲーム障害」とは診断されません。しかし、事例①は、すでに朝起きづらくなっています。もし、夜中までゲームをしていることによる遅刻が始まれば、1bおよび3を満たすようになり、「ゲーム障害」と診断されるでしょう。事例②もスマホゲームがさらにエスカレートして、仕事に影響を与えるようになると、同じ経過をたどると思われます。

「ゲーム障害のガイドライン」に基づく診断結果

1a、1c、2は満たしているが、1b、3は該当せず。ゲーム障害とは診断されない。

1a）コントロール障害あり。

1b）生活の中心になっているとはいえない。

1c）家族問題があるにもかかわらずゲームを続けている。

2）12ヵ月以上続いている。

3）家族問題はあるが、社会的には問題がないため、現時点では当てはまらない。

診断ガイドラインに基づいて実際の症例を検証する

「スマホゲーム依存」のイメージをより具体的に思い浮かべていただくため、WHOの「ゲーム障害」の定義に基づいて、私の患者さんの症例を検証してみましょう。なお、ここで紹介する三つの症例は、患者さんのプライバシー保護のため、家族構成、来歴などに手を加えてあります。

【症例①】

患者：Kさん（28歳・男性・会社員）

受診理由：ガチャにお金を使い過ぎている。

Kさんは、父、母、本人の3人家族です。高校時代にオンラインゲームにはまり、遅刻や不登校を繰り返しました。大学時代は、高校時代よりもプレー時間は短くなったものの、相変わらずオンラインゲームは続けていました。卒業後は、IT関係の企業に就職。その頃から、会社の往復と会社からの帰宅後にスマホゲームをするようになります。

社会人になると、学生時代と違ってゲームに割ける時間が限られるため、ガチャを使うことが多くなりました。「アイテムが欲しいと思うと、どうしても我慢できなくなって……」と、課金額も増えていきました。しかし課金は、自分の財布から現金で支払うものではなく、クレジットカード払いのため、多額の課金をしているという感覚が希薄です。また、「自分で働いてお金を稼いでいるのだから、ガチャをやって何が悪い」「スマホゲーム以外に何の楽しみもないのだから仕方がない」とも思っています。自宅でのゲーム時間が長いために、会社に遅刻したり、欠勤することもあります。

しかし、年間の課金額が500万円にも達し、Kさんの年収の2倍ほどにも増えてしまいました。Kさんが支払えない分は、年金暮らしのご両親が補っています。Kさんも課金を減らすように努力を続けていますが、なかなかうまくいきません。

＊＊＊

Kさんは、「(ゲームにより)問題が起きているにも関わらず、ゲームを継続またはさらにエスカレート」させている状態(問題行動)に加え、ガチャによるギャンブル依存に似た症状が出ています。

ちなみにKさんはラーメンが好物なのですが、ラーメン屋さんのメニューに500円の醤油《しょうゆ》ラーメンと600円の味噌《みそ》ラーメンがあれば、必ず500円の醤油ラーメンを注文するそうです。日常生活での100円、200円の差にはとても敏感で、必ず安い方を選ぶのだといいます。

ところが、スマホゲームでガチャをするときは、簡単に1万円、2万円といった額を課金してしまいます。ガチャを引くときに感じる、「次は何が出てくるんだろう?」というスリルは、パチンコやパチスロなどがもたらすスリルと非常によく似ています。つまり、この行動パターンは、ギャンブル依存の患者さんが、生活を切り詰めて蓄えた現金を、パチンコ店や競馬場で盛大に使ってしまうことと、ほぼ同様だといえるのです。

「ゲーム障害のガイドライン」に基づく診断結果

1a、1b、1c、2、3のすべてに該当。ゲーム障害と診断される。

1a）ゲームのコントロール障害（ガチャ課金）あり。
1b）ゲームにより欠勤や遅刻がある。
1c）課金額が莫大《ばくだい》で本人もそれを自覚しているがゲーム継続。
2）期間は12ヵ月より長い。
3）多額の課金は十分に大きな問題。

私は、Kさんのようにガチャにはまっている患者さんに、「ガチャ日記」をすすめています。やることは簡単、ガチャにいくらお金を使ったかを、ただ記録してもらうだけです。記録を通じて、自分がどれほどガチャにお金を投じているかを、冷静に把握してもらうようにしています（第5章参照）。

【症例②】
患者：Sさん（16歳・女性・高校生）
受診理由：スマホの使い過ぎで学校に行けない。

Sさんは、もともと活発で友人も多く、運動が得意でした。ただ、一つのことにこだわりやすい傾向があり、学校の宿題はほとんど提出しないといった面もありました。

小学校の頃は、携帯ゲーム端末や、家庭用ゲーム機を使ったゲームで日常的に遊んでいましたが、親と約束したプレー時間を守ることができず、徐々に使用時間が長くなっていきました。中学入学時には、両親にスマホの購入をねだったものの、使い過ぎを心配した両親はSさんに「ガラケー」を買い与えて我慢させていました。

中学校では陸上部に所属し、中距離選手として優秀な成績を残したSさんは、推薦入試で自身の希望する高校に合格。このときに、祖父母からお祝いとしてスマホを買ってもらいました。

以後、主に「LINE」や「Twitter」、動画の閲覧を通してスマホの使用時間が増えていきます。高校入学後は、新しく知り合った友人にスマホゲームに誘われ、夜中までスマホを使うようになりました。朝起きられない状態で、学校も休みがちになります。成績は学年で最低のレベルにまで落ちてしまいました。心配した両親がスマホを取り上げようとすると、暴言をはく、家の中の物を投げて壁に穴を空ける、などという問題行動が見られるようになりました。最近では、父親がスマホを取り上げようとした際に、包丁を持ち出してしまったこともあります。

Sさん自身も、自分が「依存」ではないかと感じていますが、なかなかスマホの時間を減らすことができません。

＊＊＊

一般的に、若い女性はスマホゲームよりSNSや動画にはまる傾向が強いのですが、この症例のようにスマホゲームにはまるケースもあります。また、スマホゲームにはまった場合には、単なるSNSの過剰使用や依存よりも症状が重くなる傾向があります。

「ゲーム障害のガイドライン」に基づく診断結果

1a、1b、1c、2、3のすべてに該当。ゲーム障害と診断される。

1a）ゲームをする時間を自分で減らそうと決めたにもかかわらず、うまく実行することができない（コントロール障害）。

1b）明らかにスマホゲームが生活の中心になっている。

1c）スマホの使い過ぎによる問題（不登校、成績低下、自宅での暴言、暴力）にもかかわらずスマホ使用継続。

2）期間は12ヵ月以上と思われる。

3）明らかな問題を引き起こしている。

Sさんには、使用時間を減らすために実施してもらっている記録法によるモニタリング（第5章参照）を実行してもらいながら、カウンセリングを中心とした治療を続けています。

【症例③】
患者：Ｆさん（23歳・男性・大学生）
受診理由：大学受験失敗の挫折感からうつ病に。自宅でゲーム三昧。大学に行けない。

Ｆさんは、父、母、妹の４人家族。もともと静かな性格で、学校では目立たない方でした。中学時代は特に問題を抱えることなく、穏やかに過ごしました。

高校時代も、部活動はせずに早く帰宅し、家で過ごすことが多かったそうです。ある時期には、ゲーム機を使ったオンラインゲームにはまったことがありましたが、高校３年に進級したときに受験準備のためにやめました。受験勉強の一環として塾に通うなどしましたが、成績は思いのほか伸びず、そのことに悩むことが多かったそうです。なんとか第二志望の大学に合格したものの、第一志望に合格できなかったことは、Ｆさんが人生で初めて味わった挫折《ざせつ》でした。

その後、Ｆさんは第二志望の大学に通い始めます。ところが、大学で友人ができなかったことや、授業内容についていけなかったことなどから、抑うつ的になっていきました。

大学１年の夏休み明けからは、大学に行けないことが多くなり、心配した両親のすすめで近所のクリニックを受診します。そこで「うつ病」と診断され、薬物治療を受けることになりました。しかし、病状はなかなか改善せず、次第に部屋にこもりがちになっていきます。その結果、大学は二度留年しています。

うつ病の治療が始まった頃、Fさんは自室でスマホゲームを始めました。ゲーム時間は一気に延び、1日に10時間を超えることも珍しくありませんでした。見かねた両親は、うつ病の治療も含めて入院をすすめます。ところが、Fさんは「入院するくらいなら学校に通う」と強く反発し、両親はしばらく様子を見ることにしました。それからなんとか大学に通えたのは2ヵ月程度で、Fさんはすぐに不登校に逆戻りしてしまいました。今もFさんは、1日の大半をスマホゲームをプレーして過ごしています。

スマホゲーム依存ではないかと考えた両親が、嫌がる本人を久里浜医療センターに連れて来ました。両親は、スマホゲーム依存が回復すれば、うつの症状も回復するのではないか、と考えたそうです。

＊＊＊

これは、うつ病に合併したスマホゲーム依存の症例です。Fさんは、うつ病のために引きこもり状態になり、時間つぶしの手段として始めたスマホゲームに依存してしまいました。この他、Fさんとは反対のケース、つまり、①まずスマホゲームに依存して、家族・社会的に問題が顕在化し、②その結果としてうつ病を発症するケースもあります。

後者の場合はスマホゲーム依存が改善すれば、自然とうつ病も改善していきます。しかし、前者の場合には、うつ病が改善しても、必ずしもスマホゲーム依存が改善するわけではありません。スマホゲームにしっかりと依存してしまっているため、うつ病がよくなってもゲームへののめり込みから立ち直ることができないためです。

何事にも前向きになれず、やる気が出ない、というのが一般的な「うつ」のイメージだと思います。しかし、うつ病の患者さんにも、楽しみは必要です。また、うつ病の患者さんにも、スマホゲームをやる程度の元気はあります。大学受験に失敗し、うつ病を発症したFさんにとって、唯一の楽しみがスマホゲームだったということが想像できます。

また、オンラインゲームは、他のユーザーと一緒にプレーし、コミュニケーションしていても、直接顔を合わせる必要がありません。そのため、現実のコミュニケーションが苦手なFさんにとって、これは非常に好都合でした。
スマホゲームを含むゲーム依存に精神障害が合併することはよく知られています。うつ病の他にも、相手の気持ちを読み取ることが苦手で、周囲の人と、適切な距離感を保つことができない広汎性《こうはんせい》発達障害（アスペルガー症候群）や、じっとしていられない、注意力に問題があり集団行動になじめないといった特徴がある注意欠陥多動性障害（ＡＤＨＤ）などとの合併が報告されています。

「ゲーム障害のガイドライン」に基づく診断結果

1a、1b、1c、2、3のすべてに該当。ゲーム障害と診断される。

1a）ゲームのコントロール障害あり。
1b）明らかにスマホゲームが生活の中心になっている。
1c）スマホの使い過ぎによる問題（不登校）にもかかわらずスマホゲーム継続。
2）期間は12ヵ月以上。

3）明らかな問題を引き起こしている。

Ｆさんに対しては、カウンセリングを中心としたスマホゲーム依存の治療と併せて、うつ病に対する薬物療法も行っています。

セルフチェックに役立つスクリーニングツール

「診断ガイドライン」は、医師が医学的な診断を行うために用いる基準です。これに対して「スクリーニングテスト」は、対象疾患を持つ可能性のある人を広く拾い上げるために作られています。したがって、スクリーニングテストで「依存」と判定されても、必ずしも医学的に「依存」と診断されたわけではないことに留意してください。

すでに述べたように、ＩＣＤ-11のゲーム障害の診断ガイドラインはまだ草稿の段階であるため、スクリーニングテストは作成されていません。２０１７年末にイスタンブールで行われるＷＨＯ会議で、この議題が話し合われることになっています。

ここでは、ご自身でスマホゲーム依存をチェックする際に役立つ二つのスクリーニングテストを紹介します。

スマートフォン依存スケール

まずは、ネット依存の問題が日本よりも先に深刻化し、研究・対策も先行している韓国で作成された「スマートフォン依存スケール」[22]です。

これを紹介する前に、韓国とネット依存の状況について、簡単に概況を説明しておきましょう。韓国では、1999年から政府主導のもとでインターネット普及政策を推進したところ、ネット依存患者の症例が数多く見られるようになり、結果的にネット依存の研究・対策が進んできたという経緯があります。

2016年、韓国政府、韓国情報化振興院と共同し、IT政策を担当する未来創造科学部が行った調査によると、韓国ではスマホの過度な使用によって日常生活に支障をきたす「スマホ依存」の人が、全体の17・8%に上ることがわかっています[23]。

それでは、実際の「スマートフォン依存スケール」(**図表3-2**)を見ていきましょう。

図表3-2 **スマートフォン依存スケール（短縮版）**

質問項目		全く違う	違う	どちらかというと、違う	どちらかというと、その通り	その通り	全くその通り
1	スマホ使用のため、予定していた仕事や勉強ができない	1	2	3	4	5	6
2	スマホ使用のため、（クラスで）課題に取り組んだり、仕事や勉強をしている時に、集中できない	1	2	3	4	5	6
3	スマホを使っていると、手首や首の後ろに痛みを感じる	1	2	3	4	5	6
4	スマホがないと我慢できなくなると思う	1	2	3	4	5	6
5	スマホを手にしていないと、イライラしたり、怒りっぽくなる	1	2	3	4	5	6
6	スマホを使っていない時でも、スマホのことを考えている	1	2	3	4	5	6
7	スマホが毎日の生活にひどく悪影響を及ぼしていても、スマホを使い続けると思う	1	2	3	4	5	6
8	TwitterやFacebookで他の人とのやり取りを見逃さないために、スマホを絶えずチェックする	1	2	3	4	5	6
9	（使う前に）意図していたよりもスマホを長時間使ってしまう	1	2	3	4	5	6
10	周りの人が、自分に対してスマホを使い過ぎていると言う	1	2	3	4	5	6

出所）Kwon M et al. PLoS ONE, 2013.　邦訳：久里浜医療センター

これら10個の質問にそれぞれ答えてみてください。もし、合計が31点以上となった場合には「スマホ依存の疑いあり」と見なされます。

また、この「スマートフォン依存スケール」に関しては、いくつか注意していただきたいことがあります。まず、このスケールは、ネット大国の韓国において長く使用されているスケールではありますが、韓国人と日本人とでは、スマホ依存に対する見解や受け止め方が異なるかもしれません。そのため、このスケールの結果がすべてだと、鵜呑《うの》みにしないようにしてください。

加えて、このスケールは「スマホ依存」を調べるものであり、「スマホゲーム」にのみフォーカスされたものではありません。「スマホゲーム依存」という用語と同じく、「スマホ依存」という言葉は、現時点で医学の世界には存在していません。あくまでも、このスケールの作成に携《たずさ》わった韓国の研究チームが、わかりやすい造語として用いている用語です。

このスケールは、一つの有益な目安として、世界中で使用されているものではありますが、依存の専門家の視点で見ると、次に紹介する「IGDT-10（インターネットゲーム障害テスト）」とは、区別して扱う必要があります。

しかしながら、このスケールは長く運用され、改訂もなされています。数あるスケールの中でも信頼度が高いと判断し、ここに紹介しました。

IGDT-10（インターネットゲーム障害テスト）

次に、世界中の医療の現場において頻繁に使用されている米国精神医学会の疾病分類、DSM-5をベースに作成された「インターネットゲーム障害」のスクリーニングツール、「IGDT-10（10問版インターネットゲーム障害テスト）」を紹介します（**図表3-3**）[24]。

ここでいわれている「オンラインやオフラインなどを含めたすべてのビデオゲーム」には、当然ですがスマホゲームも含まれます。過去12ヵ月間の言動を振り返り、質問に答えていくものです。

DSM-5の診断基準に従い、これら10個の問いのうち、「よくあった」が5つ以上あった場合、「インターネットゲーム障害」と見なすとしています。ただし、問9「ゲームのために大切な人間関係をあやうくしたり、失ったことがありますか。」と、問10「過去12ヵ月間で、ゲームのために学校での勉強や職場での仕事がうまくできなかったことがありますか。」については、二つの質問をセットと考えて、いずれかが「よくあった」の場合に1ポイントとして計算し

図表3-3 IGDT-10（10問版インターネットゲーム障害テスト）

ゲームについての以下の文章をお読みください。このアンケートで使われている「ゲーム」とは、オンラインやオフラインなどを含めたすべてのビデオゲームのことです。以下のそれぞれの質問が、過去12ヵ月間、どの程度、そしてどれくらい頻繁に、あなたに当てはまるか、0〜2（0=全くなかった、1=ときどきあった、2=よくあった）から選んで○をつけてください。

		全くなかった	ときどきあった	よくあった
1.	ゲームをしていないときにどれくらい頻繁に、ゲームのことを空想したり、以前にしたゲームのことを考えたり、次にするゲームのことを思ったりすることがありましたか。	0	1	2
2.	ゲームが全くできなかったり、いつもよりゲーム時間が短かったとき、どれくらい頻繁にソワソワしたり、イライラしたり、不安になったり、悲しい気持ちになりましたか。	0	1	2
3.	過去12ヵ月間で、十分ゲームをしたと感じるために、もっと頻繁に、またはもっと長い時間ゲームをする必要があると感じたことがありますか。	0	1	2
4.	過去12ヵ月間で、ゲームをする時間を減らそうとしたが、うまく行かなかったことがありますか。	0	1	2
5.	過去12ヵ月間で、友人に会ったり、以前に楽しんでいた趣味や遊びをすることよりも、ゲームの方を選んだことがありますか。	0	1	2
6.	何らかの問題が生じているにもかかわらず、長時間ゲームをしたことがありますか。問題とはたとえば、睡眠不足、学校での勉強や職場での仕事がはかどらない、家族や友人と口論する、するべき大切なことをしなかった、などです。	0	1	2
7.	自分がどれくらいゲームをしていたかについて、家族、友人、または他の大切な人にばれないようにしようとしたり、ゲームについてそのような人たちに嘘をついたことがありますか。	0	1	2
8.	嫌な気持ちを晴らすためにゲームをしたことがありますか。嫌な気持ちとは、たとえば、無力に感じたり、罪の意識を感じたり、不安になったりすることです。	0	1	2
9.	ゲームのために大切な人間関係をあやうくしたり、失ったことがありますか。	0	1	2
10.	過去12ヵ月間で、ゲームのために学校での勉強や職場での仕事がうまくできなかったことがありますか。	0	1	2

採点：DSM-5の診断項目の評価のためには、以下のように各項目の回答を二つに分けます。「全くなかった」と「ときどきあった」の回答は基準を満たさないと評価され（0点）、「よくあった」は基準を満たすと評価されます（1点）。

重要：質問9、10は同じ診断項目を二つに分けて聞いています。すなわち、質問9または10のどちらか、または両方が「よくあった」場合に、1点となります。

評価：5つ以上の診断項目が満たされる場合（5点以上）、DSM-5の「インターネットゲーム障害」とみなされます。

出所）Király O et al. Addictive Behaviors, 2017.

ます。

医療の場で患者さんを診《み》続けている私の個人的な意見としては、「ときどきあった」も含めて5つ以上あれば、「スマホゲームへの依存が始まっている状態」として警戒すべきだと判断します。なぜなら、依存の可能性のある当事者がセルフチェックを行う場合は、どうしても判断が甘くなってしまうからです。

そのため、実際には「よくあった」に該当する状態でも、「ときどきあった」に丸をつけてしまう。スマホゲームに夢中になっている方の中には、多少は「悪いことだ」「行き過ぎているかもしれない」と罪悪感に似た感情を抱いている方も多く、「ときどきあった」と「よくあった」を同じように扱う方が、より現実に即した採点になると考えています。

ちなみに、それぞれの問いには依存に関わる「裏テーマ」がありますので、そちらも簡単に説明しておきましょう。

問1は、対象への「囚《とら》われ」の状態、問2は「禁断《きんだん》症状」、問3は対象に対する「耐性」、問4「コントロール障害」、問5は「ゲームが生活の中心」、問6は「問題があるにも関わらずゲームを続ける」、問7は「嘘《うそ》（デセプション）」、問8は「気分修正」、問9と問10は「明確な問題」の有無と程度を問うものとなっています。

いずれの質問も「ゲーム」の部分を「飲酒」や「ギャンブル」に置き換えても当てはまります。このことからも、スマホゲームに深く傾倒している状態が、他の依存が引き起こす症状と類似していることがおわかりいただけると思います。

科学的根拠のない「依存度テスト」に注意

繰り返しになりますが、本章で紹介したWHOのICD-11による「ゲーム障害」の定義と二つのスクリーニングツールは、スマホゲームだけに特化したものではありません。スマホゲーム依存は、昨今のスマホの急速な普及によって、にわかに問題が表出してきた、新しいタイプの依存です。そのため、国際的なスマホゲーム依存の診断ガイドラインが整うまでには、まだ時間を要するでしょう。

インターネットの検索エンジンで「スマホゲーム　依存」と検索すると、さまざまな種類の「スマホゲーム依存度テスト」が見つかると思います。しかし、その大半は、作成の経緯や基準が不明確なものです。エビデンスに基づかない「依存度テスト」は、人々に誤った情報を与えかねません。さらに、「依存」という言葉を一人歩きさせ、安易なレッテル化を招く危険もあります。

この問題に対して、私たちは慎重かつ、医学的である必要があります。本章で紹介したWHOのゲーム障害診断ガイドラインと米国精神医学会のインターネットゲーム障害のスクリーニングテストであるIGDT-10は、科学的に検証がなされた信ぴょう性の高い基準です。また、韓国で生まれた「スマートフォン依存スケール」も多くのサンプルに基づいて作成されており、信頼性が高いといえます。

私はスマホゲーム依存になっていないかな？と、自分の状態に不安を感じ、専門医にかかる前にセルフチェックをしたいとお考えの場合は、まずは本書で紹介した二つの基準を使用してみてはいかがでしょうか。

第4章

スマホゲーム依存の脳の中で何が起きているのか？

4

新しいタイプの病気であるスマホゲーム依存は、アルコール依存や薬物依存といった他の依存と比べると、まだ、その怖さが一般に認識されているとはいえません。でも、ここまでお読みいただいた方には、スマホゲーム依存が、①誰もが陥る可能性がある身近なリスクであること、②「依存」と診断されるレベルに至れば、実生活にさまざまなトラブルを生じさせるものであることを、ご理解いただけたと思います。

それでは、スマホゲーム依存に陥ったとき、人間の脳の中ではどのような問題が起こっているのでしょうか。昨今の脳科学の進歩によって明らかになってきた、依存を引き起こす脳の仕組みを解説していきたいと思います。

スマホゲーム依存と脳のお話をする前に、まずは「依存」の定義を確認しておきましょう。

脳のシーソーゲームを理解する

通常、私たちの行動は脳の中心部分にある大脳辺縁系《だいのうへんえんけい》（以下、辺縁系）と、前頭葉《ぜんとうよう》の前頭前野《ぜんとうぜんや》によってコントロールされています（**図表4-1**）。

辺縁系が欲望や快感、不安、恐れといった感情を司《つかさど》り、前頭葉の前頭前野が社会的、理性的な判断を下す、というメカニズムになっています。つまり、辺縁系は「本能」に、前頭前野は「理性」に関与している、と考えてもらえるとわかりやすいでしょう。

一つ例を挙げてみます。道路の向こう側で、何やら楽しげな出来事が起こっているとします。辺縁系は「見に行きたい！」「どんなことが起きているのか知りたい！」「一緒にやりたい！」といった衝動を駆り立てます。一方の前頭前野は「左右から車が来ていないかな？」「いきなり飛び込んで行っても大丈夫だろうか？」「どんな人たちが集まっているのだろう？」などと、周囲の状況を考慮しながら、合理的な判断を下すよう働きます。

このような辺縁系と前頭前野のシーソーゲームは、日夜繰り広げられており、通常は「理性」を司る前頭前野が、「本能」を司る辺縁系よりも優勢な状態で、脳のバランスがとられています

図表4-1 前頭前野と大脳辺縁系

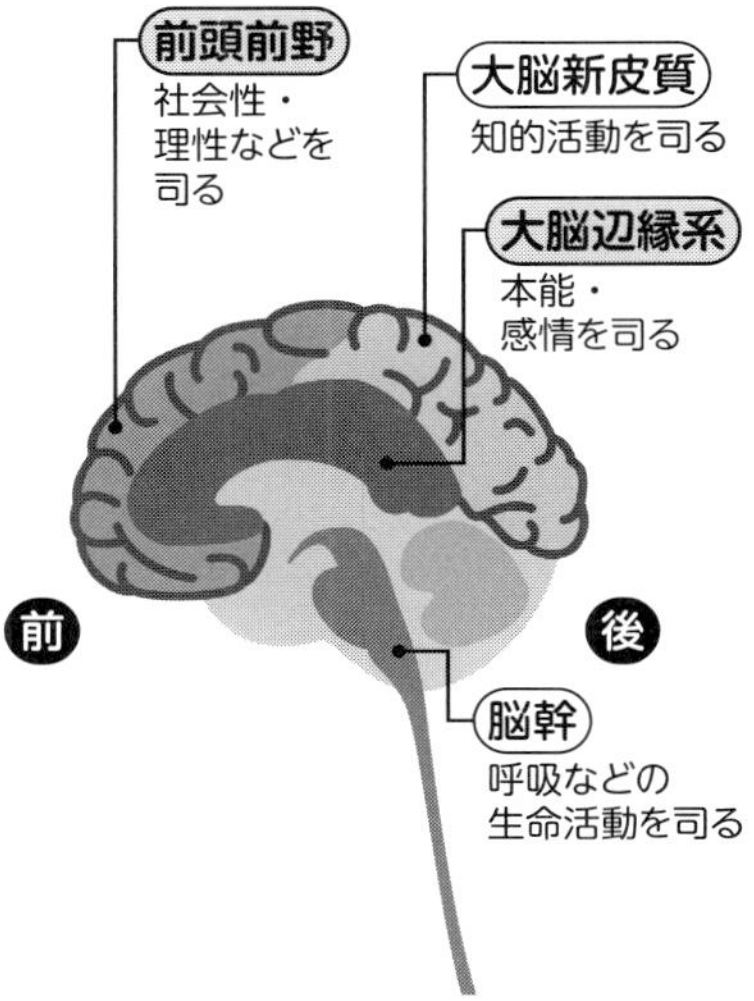

（図表4-2）。

しかし、子どもの場合には、これをより慎重に考える必要があります。発育段階にある子どもの脳は、前頭前野の働き（理性）が弱く、辺縁系の働き（本能）が強いという傾向があります。そのため、「危ない！」よりも先に、「これはなんだろう？」という好奇心が勝るため、大人から見るとまるで突拍子もない行動をとってしまうのです。

ネット依存やスマホゲーム依存が、「子どもの問題」と考えられてきた背景には、この脳の発育の問題が大きく関係しています。子どもの脳は、スマホゲームの刺激を成人よりダイレクトに受けやすく、スマホゲームのプレー時間をコントロールすることが困難です。そのため、巧みに好奇心を掻《か》き立てるスマホゲームの刺激に接したとき、成人以上にたやすく、なす術もなく、一気に「依存」の状態まで達してしまうのです。

図表4-2 前頭前野と辺縁系のシーソーゲーム

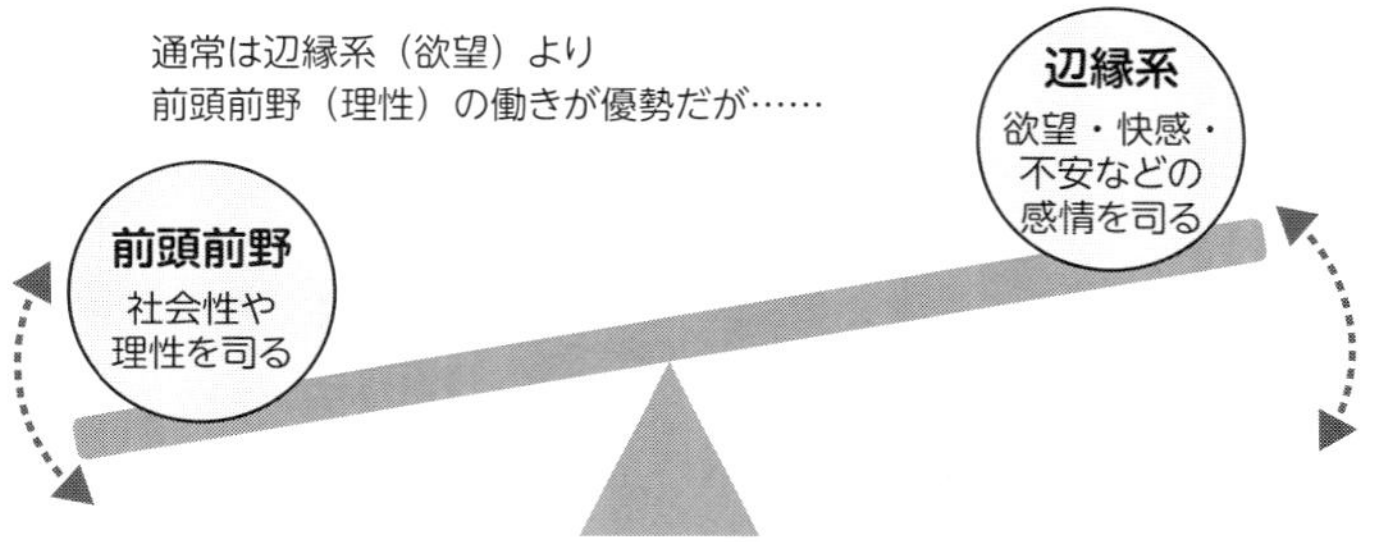

スマホゲーム依存の治療法については第6章で紹介しますが、スマホゲーム依存を患ってしまった子どもは、成人と比べて回復しにくく、治療期間も長期化する傾向があります。また、曝露《ばくろ》する（スマホゲームに接する）時期は、遅ければ遅いほど依存に陥りにくく、仮に依存状態に陥った場合も、回復しやすいといえます。お子さんとスマホゲームとの関わり方については、ぜひ大人の責任として、慎重過ぎるほど慎重に考えてください。これは専門医からのお願いです。

依存の脳内で何が起きているのか？

ここまで、辺縁系と前頭前野のシーソーゲームについて説明しました。

それでは、スマホゲーム依存を患った人の脳の中で、具体的にどのような変化が起きているかを見てみましょう。いくつかの最新の研究論文が、脳の中で起こる三つの変化を明らかにしています。

①前頭前野の機能低下――悪循環へのプロセス

前頭前野が司る「理性の脳」の機能が、もともと低い人がいます。いわゆる「衝動性の高い人」です。このような人は、自分の衝動のコントロールができないため、一度スマホゲームにはまり始めると、依存が急速に進んでいきます。

ところが、もともと理性の脳がうまく働いている人でも、ゲーム依存が進行すると、前頭前野の機能、つまり理性の働きが落ちていき、衝動のコントロールがききにくくなります。すると、ゲームへの依存にますます拍車がかかり、悪循環に陥っていきます。

図表4-3をご覧ください。これは、ネットゲーム依存に関する脳画像研究

図表4-3 ネットゲーム依存者における前頭前野の機能低下

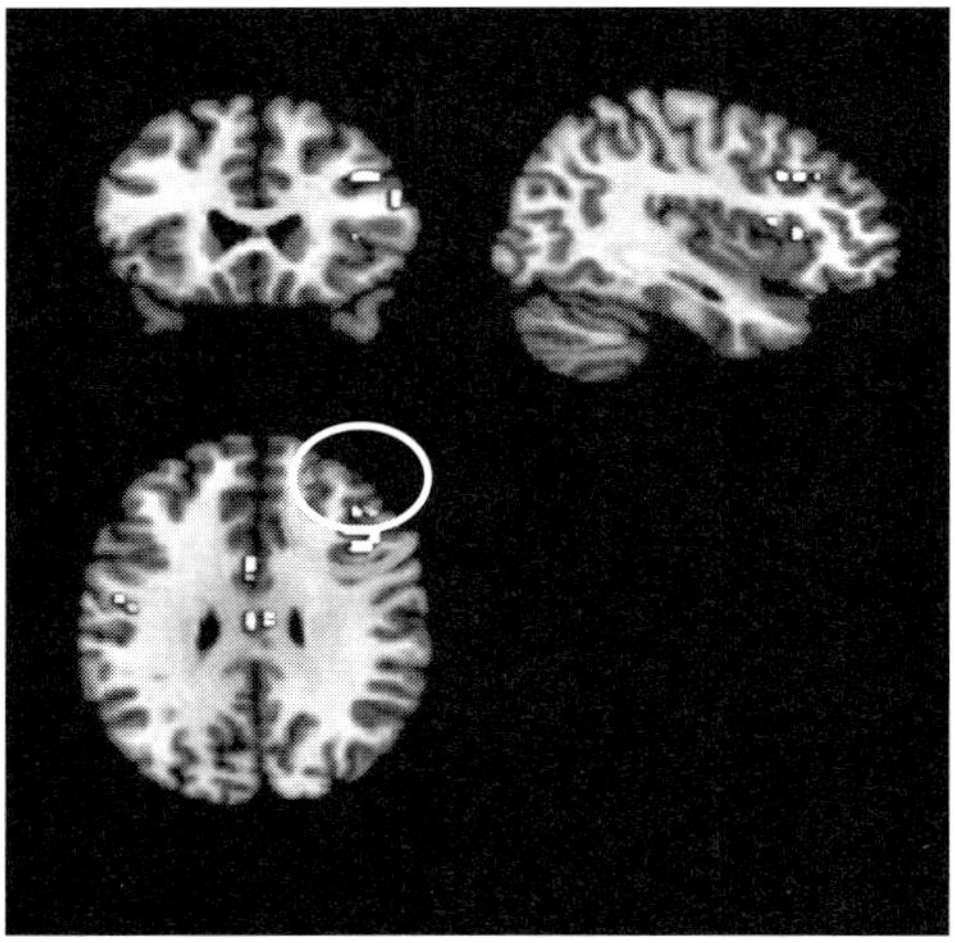

出所）Meng Y et al. Addiction Biology, 2014.

のデータをまとめた、いわゆる「メタ解析結果」を示しています[25]。2000年から2013年までの間に出版されたネットゲーム障害に関する脳画像研究の中で、著者の基準を満たす10本の論文の結果をまとめたものです。その結果、ネットゲーム依存者は健常者に比べて、前頭前野の両側中前頭回《ちゅうぜんとうかい》（図の白く色付けされた箇所の円で示された部分）の機能が落ちていることが示されています（この図にはありませんが、反対側の中前頭回の機能低下も示されています）。

さらにこの研究では、左帯状回《たいじょうかい》、左中側頭回《ちゅうそくとうかい》、紡錘状回《ぼうすいじょうかい》の機能も低下していることが示されています。

この前頭前野の機能低下は、ゲーム依存のみならずアルコールや薬物依存、ギャンブル依存など、他の依存でも幅広く認められます。そのため、この所見は依存に共通した特徴と考えられています。

②キュー（きっかけ）に脳が過剰反応——やりたい衝動が止まらなくなる

図表4-4[26,27,28]は、ネット依存の中でも主にオンラインゲームやスマホゲームに依存して

図表4-4 依存対象を連想させる刺激（キュー／きっかけ）に対する脳の反応

インターネット依存

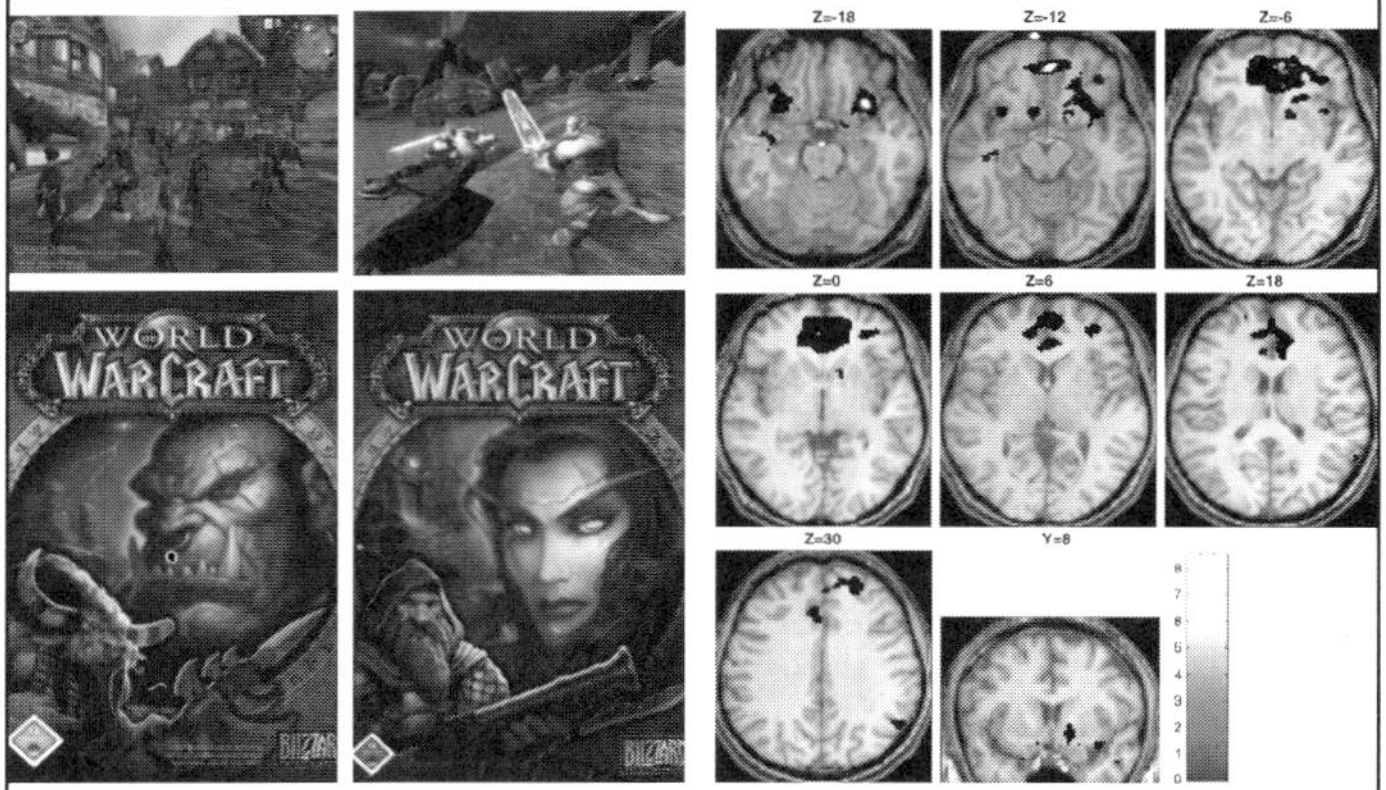

(Ko et al., 2009.)

アルコール依存

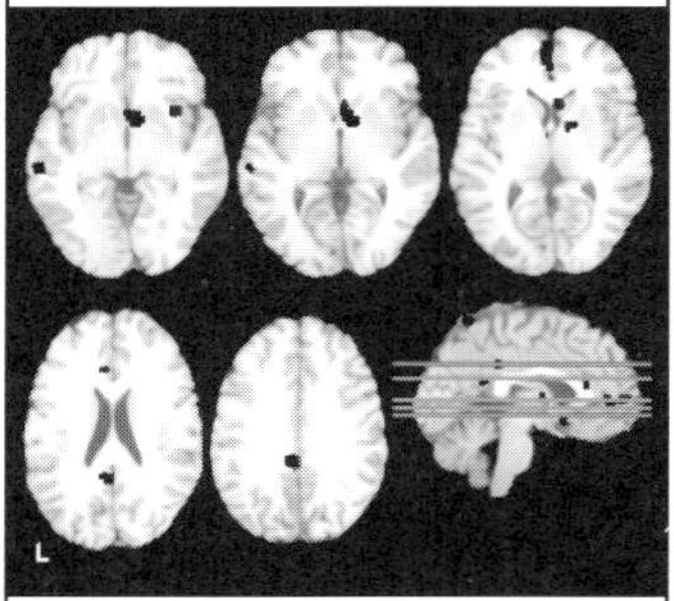

(Schacht et al., 2013.)

ギャンブル依存

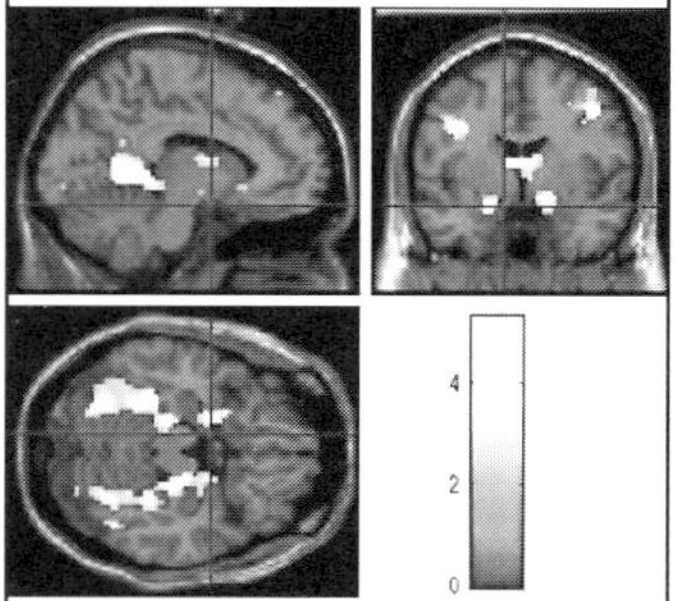

(Goudriaan et al., 2010.)

**キュー（きっかけ）に対する前頭葉および線条体の反応は、
さまざまな依存で似通っている**

いる患者さんを対象に行われた研究をまとめたものです。健常者とネット依存の患者さんにゲームの画像を見せたとき、脳の反応がどのように異なるかを明らかにしています。

スマホゲームに興味のない人は、ゲームの画像を見せられても前頭前野は特に反応しません。ところが、スマホゲームに依存している患者さんは、ゲームの画像を見ただけで前頭前野に強烈な反応が起こり、「プレーしたい！」という抑えがたい欲求が生じます。

この脳の反応パターンは、アルコール依存や薬物依存、ギャンブル依存の研究でも確認されています。さまざまな依存の患者さんは、依存の対象を思い起こさせる「きっかけ」を目にしたとき、ゲーム依存患者と同じように、依存に関係する脳の特定の部位が強く反応します。すると、「飲みたい！」「使いたい！」「遊びたい！」という衝動的な欲求が生まれます。

このような状態を引き起こす「きっかけ」のことを、専門的には「CUE（キュー）」、または「ゲーム刺激」と呼んでいます。つまり、依存とは主に、このキュー（きっかけ）によって引き起こされる脳の反応の結果ということができます。

③報酬の欠乏——一定の刺激では満足できなくなる

脳の中には線条体《せんじょうたい》という部位があります（図表4-5）[29]。線条体には、「ドーパミン」という神経伝達物質をキャッチする「ドーパミン受容体」があります。ドーパミンは、意欲や快楽・多幸感《たこうかん》、運動機能などに影響を与える脳の重要な神経伝達物質の一つです。研究では、この線条体にスポットを当て、インターネット依存患者と健常者の脳の状態を比較しました。

依存の初期の段階では、本人は依存対象に対して、強いワクワク感や気持ち良さを感じています。キュー（きっかけ）となる依存対象を目にしたり、触れたりすると、脳の中でドーパミンが放出されます。それを線条体にあるドーパミ

図表4-5 線条体の各部位の位置（脳の前額断MRI画像）

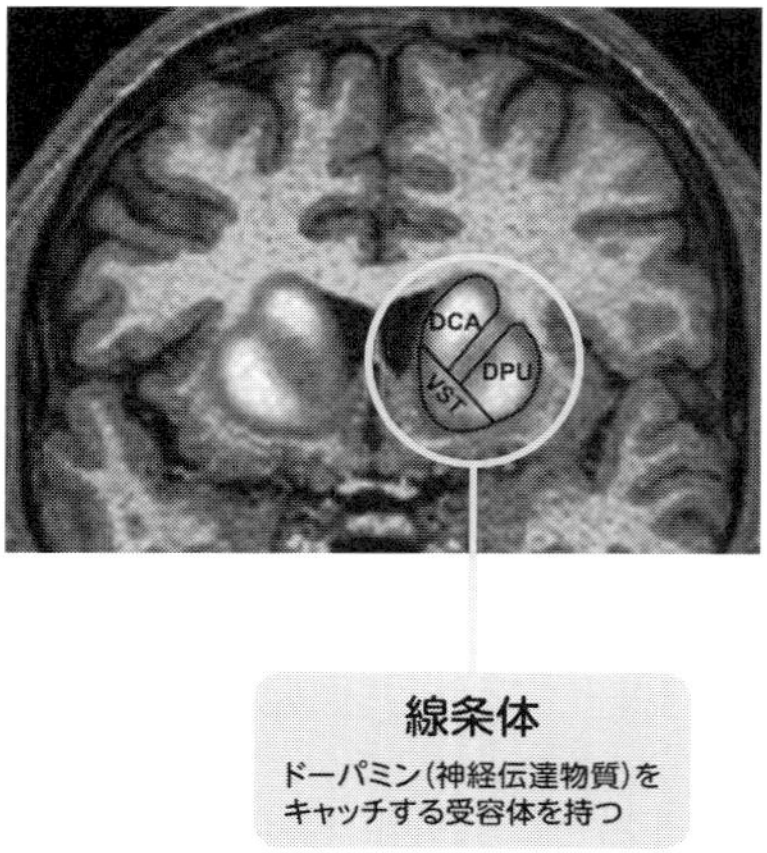

DCA＝背側尾状核
DPU＝背側被殻
VST＝腹側線条体

出所）Kim SH et al. NeuroReport, 2011.

ン受容体が受け取ることで、人は興奮し、快感や多幸感を得ます（**図表4-6**）。

しかし、私たちの脳は、すぐにこの刺激に慣れてしまいます。つまり、より強い刺激を得なければ、ワクワク感や快感、多幸感を得ることができなくなってしまうのです。

そのため私たちの脳は、依存の対象となる物質や刺激を、より多く、より頻繁に求めるようになります。ところが、これにも脳はすぐに耐性を持ち、さらなる刺激を求める負のループ（循環）が成立してしまうのです。依存に特徴的なこの現象は「報酬《ほうしゅう》欠乏《けつぼう》症《しょう》」と呼ばれています。

さらに、ゲーム依存の患者を多く含むネット依存患者は、線条体のドーパミン受容体の数が健常者に比べて少なくなっていることもわかっています（**図表4-7**）[30]。

図表4-6 ドーパミンとドーパミン受容体

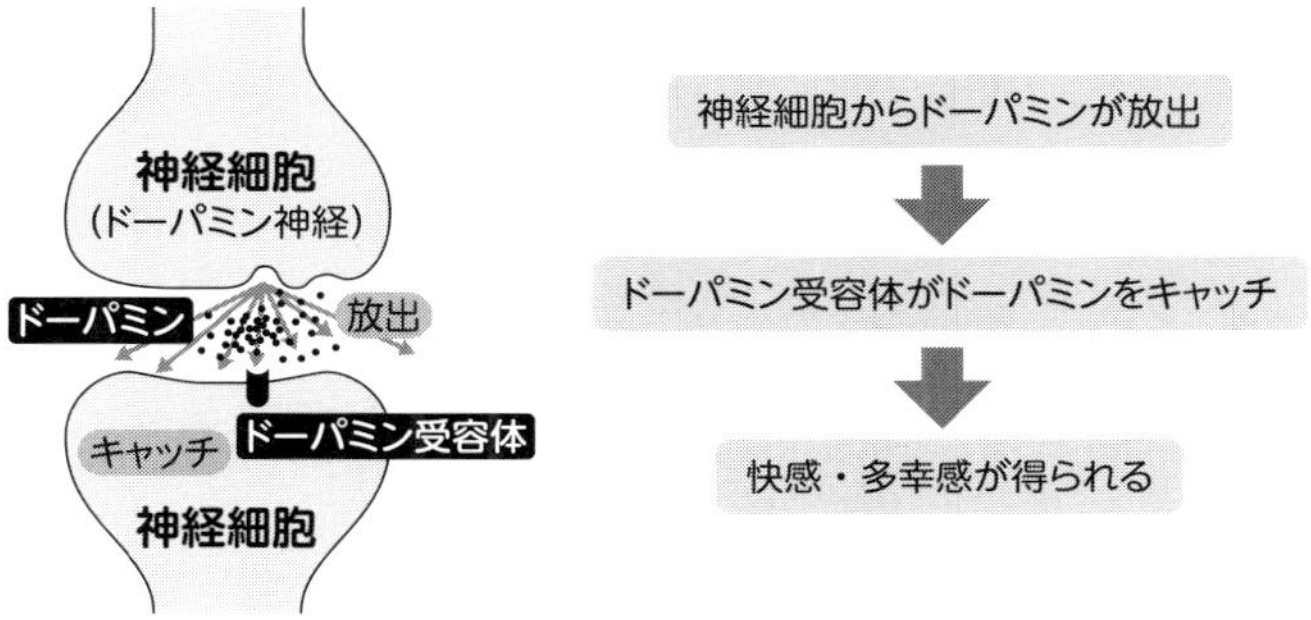

なぜ、プレー時間が長くなっていくのか？

これと同じ傾向は、他のさまざまな依存の研究でも示されています。アルコール、薬物、ギャンブルなど、依存の対象が違ったとしても、「依存」が進行することで、線条体のドーパミン受容体の数は減少していくのです。

スマホゲームが、医学的に『依存』を引き起こす」と判断できるのは、このように他の依存と同様の反応が、脳の中で確認できるためです。

図表4-7 インターネット依存患者と健常者の線条体におけるドーパミン結合能の比較

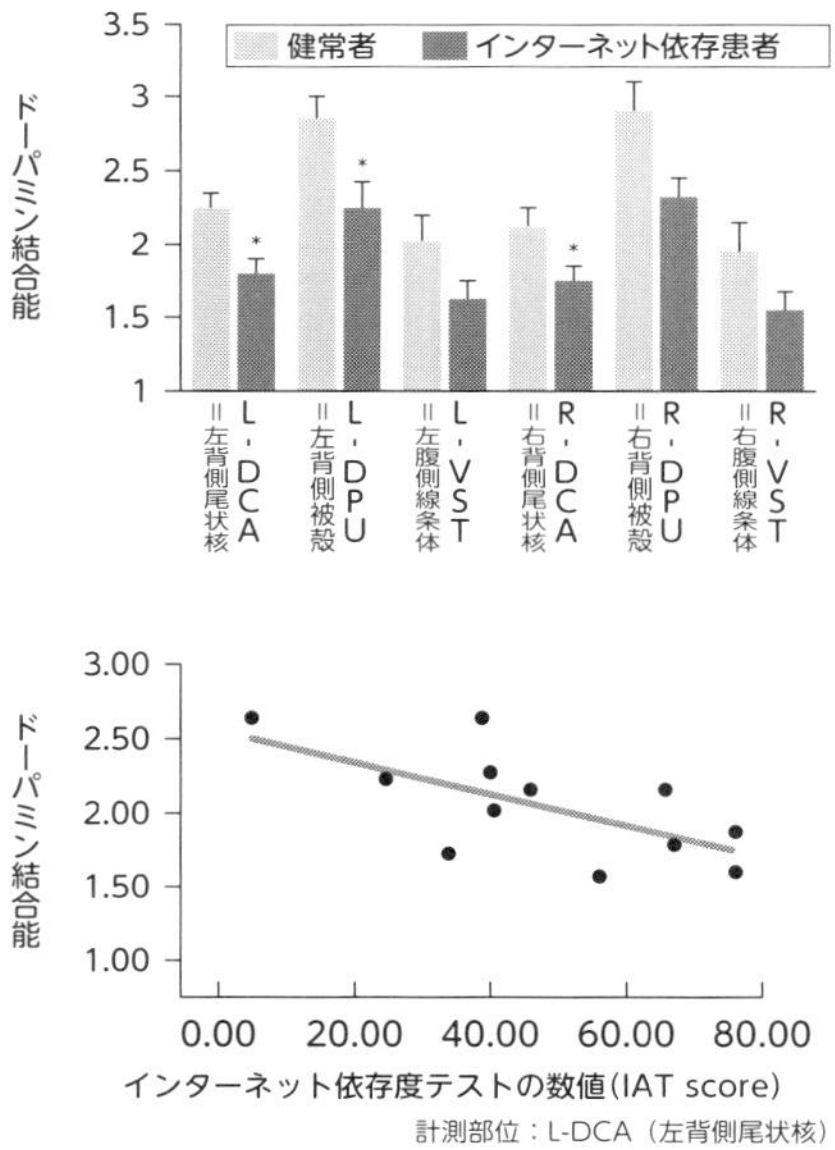

出所）Kim SH et al. NeuroReport, 2011.

このような脳の変化が作用し合うことが、依存行動に影響を与えると考えられています。「前頭前野の機能低下」と「報酬の欠乏」によって、理性的な判断が下せなくなった脳は、依存をますますエスカレートさせ、常に報酬の欠乏を感じるようになります。

例えば、ある人は当初、わずか10分間のプレーでもスマホゲームを十分に楽しめたと感じていました。ところが、報酬の欠乏が起こると、同じプレー時間では満足感が得られなくなり、すぐにプレー時間が延びていきます。その結果として、症状の重い人では、1日10時間を優に超えるような長時間プレーへとつながっていくのです。

家庭用ゲーム機の時代は一つのソフトに飽きることでプレーが終了していました。ところが、スマホゲームには終わりがありません。絶えざる「アップデート」と、それをユーザーに伝える「プッシュ通知」は、スマホゲーム依存患者に対するキュー（きっかけ）の役割を果たしています。

スマホゲームには、より高い報酬を得るためのさらに難度の高い展開があるばかりではなく、それをクリアするのに役立つアイテム入手のための「ガチャ」という課金システムまで用意されています。

ユーザーをゲームの世界につなぎとめ、さらに多くのユーザーを獲得するために、ゲーム会社は、このような仕組みを作り上げました。ゲームの虜《とりこ》となったユーザーは、この洗練されたシステムの中で、プレー時間をますます、そして急ピッチで長時間化させていきます。

特に、ガチャに関しては、明らかにギャンブルと同等の刺激があります。実際、当院を訪れるスマホゲーム依存の患者さんにも、ゲームをプレーする楽しさよりも、ガチャそのものにはまっている方が、後を絶たないのが実情です。彼らの多くが1日数万円程度をガチャにつぎ込んでいます。これは、パチンコやパチスロに依存するギャンブル依存の人たちが費やす金額と、同程度といえます。つまりガチャは、スマホゲームにギャンブルを掛け合わせた、「二重の依存」を誘う仕組みなのです。

スマホゲーム×ギャンブル――。

私は依存の専門医として、この仕組みをあくどいと考えます。

ここまで見てきたように、スマホゲーム依存の患者さんは、より強い刺激を求めて、貴重な時間とお金を投じていきます。そして、そこには「前頭前野の機能の低下」と「報酬の欠乏」という、明らかな脳内の変化が確認されました。

絶えず強い刺激を求めてドーパミンを放出し続ける一方で、快感や多幸感を司るドーパミン受容体の数が減少していく――。脳の中で起こるこの残酷な反比例は、スマホゲーム依存の患者さんにとって、迷宮にも等しい過酷な状況といえるのではないでしょうか。

依存脳になると「不幸」になる

最初はすべてが目新しく、楽しかったスマホゲームも、依存が進めば進むほど、以前ほどの楽しさを感じなくなっていきます。そして私たちは、より強い刺激を求め、さまざまな新作ゲームをプレーしたり、1回のプレー時間を長くしたり、ガチャに傾倒していくといった行動をとるようになるかもしれません。そのような行動を通して、理性を司る脳の前頭前野の機能が低下し、報酬欠乏症となれば、私たちは「依存」の深みにはまっていきます。アルコール、薬物、ギャンブルなど、さまざまな依存にも、同じような行動パターンが見られます。

さらに依存状態が長期に及ぶ患者さんの場合には、日常生活から受けるさまざまな刺激に対する反応も鈍くなっていきます。

例えば、依存の患者さんが、友人たちと食事に出かけたと仮定しましょう。テーブルを囲んだ友人たちの誰もが、「うまい!」と料理を楽しんでいます。おのずと会話も弾みます。気の置けない仲間たちとのひとときを、誰もが心から楽しんでいるようです。

しかし、依存の患者さんは、脳の損傷によって刺激全般に対する反応が鈍くなっているかもしれません。すると、どんなことが起こるでしょうか?

依存の患者さんの場合には、料理のおいしさや、友人たちとのひとときがもたらしてくれる満足を、同じテーブルを囲む友人たちと同程度に感じることができない状態になっていると、考えられるのです。

このような「人生の醍醐味」に対する感覚の鈍化も、依存が引き起こす一つの特徴的なパターンではないかと私は考えています。

私はスマホゲーム依存の治療の中で、患者さんたちに、スマホゲームの代わりになる楽しみを見つけることをすすめています。しかし残念ながら、そもそも人生の醍醐味に対して心が動きにくい状態にある患者さんが、これほど身近で手っ取り早いスマホゲームに代わる、新たな楽しみを見つけられる保証はありません。私たち医師にとっても、これは頭の痛い問題です。

スマホゲームに依存するあまり、引きこもり気味になり、会社や学校に行けなくなってしまった患者さんもいます。また、ほとんど外出をしないことで運動不足になり、体調を崩してしまう患者さんもいます。依存は実に多くの問題を引き起こしていきますが、私はこの「人生の醍醐味に対する感覚の鈍化」も、無視できない現象の一つであると感じています。

ゲーム依存は脳を破壊する

ここ数年の間に、「ネット依存者の脳の神経細胞が壊れている」という報告が、しばしばなされるようになってきました。脳の神経細胞が壊れる場所は一定ではなく、どの部位も破壊の対象となりえます。しかし現時点では、その原因は特定されていません。

ネット依存の期間が長ければ長いほど、破壊の程度が深刻になると報告する論文もあります。ですが、ネット依存から回復すれば、同じように脳の障害も回復するのか、あるいは破壊されたままなのかについての報告はありません。

スマホゲーム依存に特化した論文はありませんが、このようなネットの過剰使用と神経細胞の障害との関係は、スマホゲーム依存にも当てはまると推測できます。

脳の表層（外周）部分には、灰白質《かいはくしつ》という領域があり、その中心部分には神経細胞があります。

図表4-8の脳の画像を見てください。

これは、ネット依存の患者さんの脳は、黒く色付けされている部分の神経細胞が破壊され、健常者の脳の同じ箇所と比べて小さくなっている、ということを示しています。グラフは、ネット依存の期間

図表4-8 インターネット依存患者における灰白質体積の低下

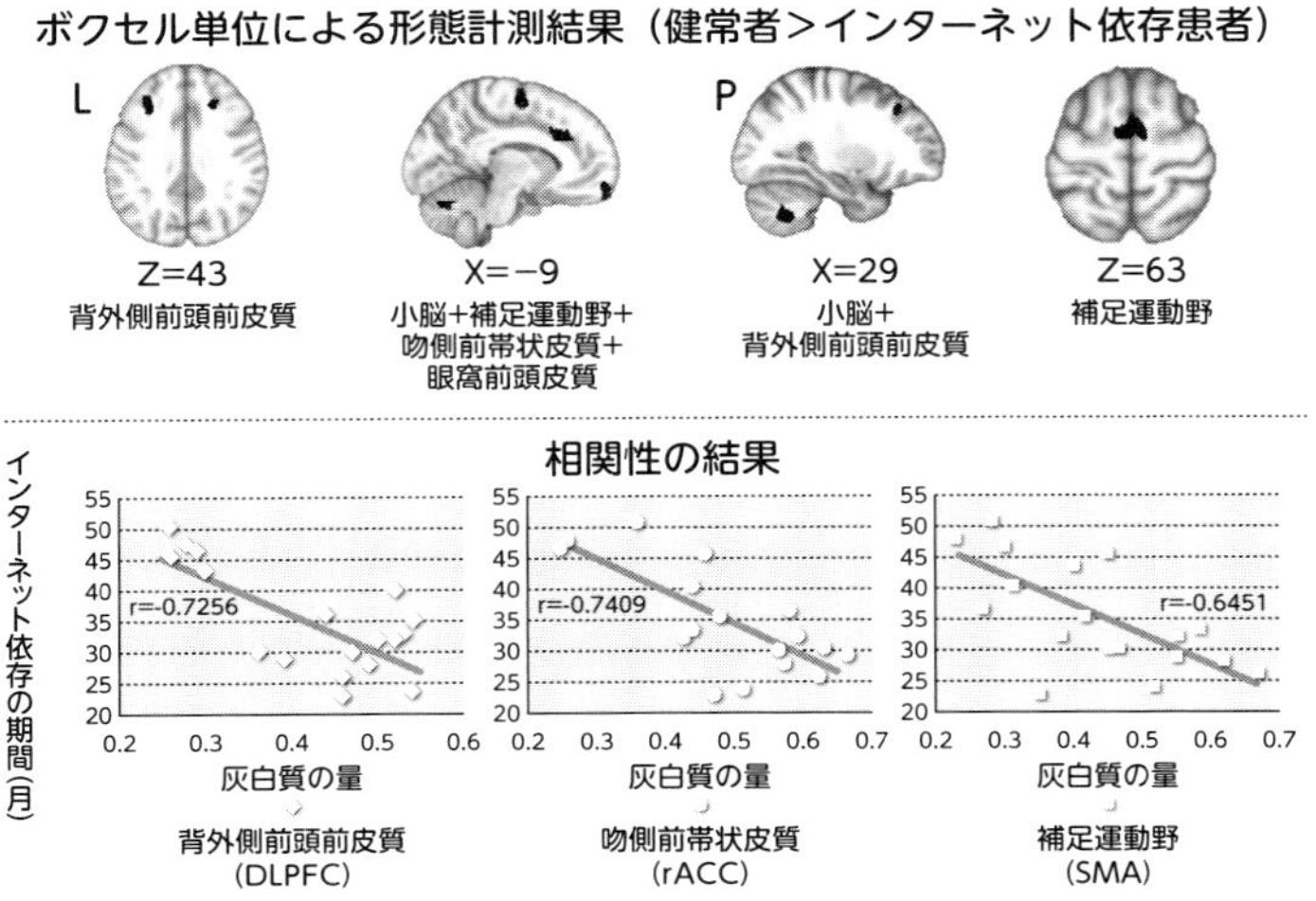

出所）Kai Y et al. PLoS ONE, 2011.

が長くなればなるほど、脳の損傷と委縮《いしゅく》が進んでいくことを表しています[31]。

これに加えて、脳の情報伝達機能を司る白質《はくしつ》と呼ばれる部分も、ネット依存によって破壊されることが報告されています（**図表4-9**）[32]。

脳の灰白質の中心にある神経細胞には、軸索《じくさく》という器官があり、その軸索の束のことを白質といいます。白質とはいわば電気のコードのようなもので、画像のように脳内を縦横に走り、脳のさまざまな部位が必要とする情報を伝える役割を果たしています。この白質の働きが過剰な状態になる

図表4-9 インターネット依存患者における異常異方性比率を示す白質構造

拡散テンソル画像法による異方性比率の比較

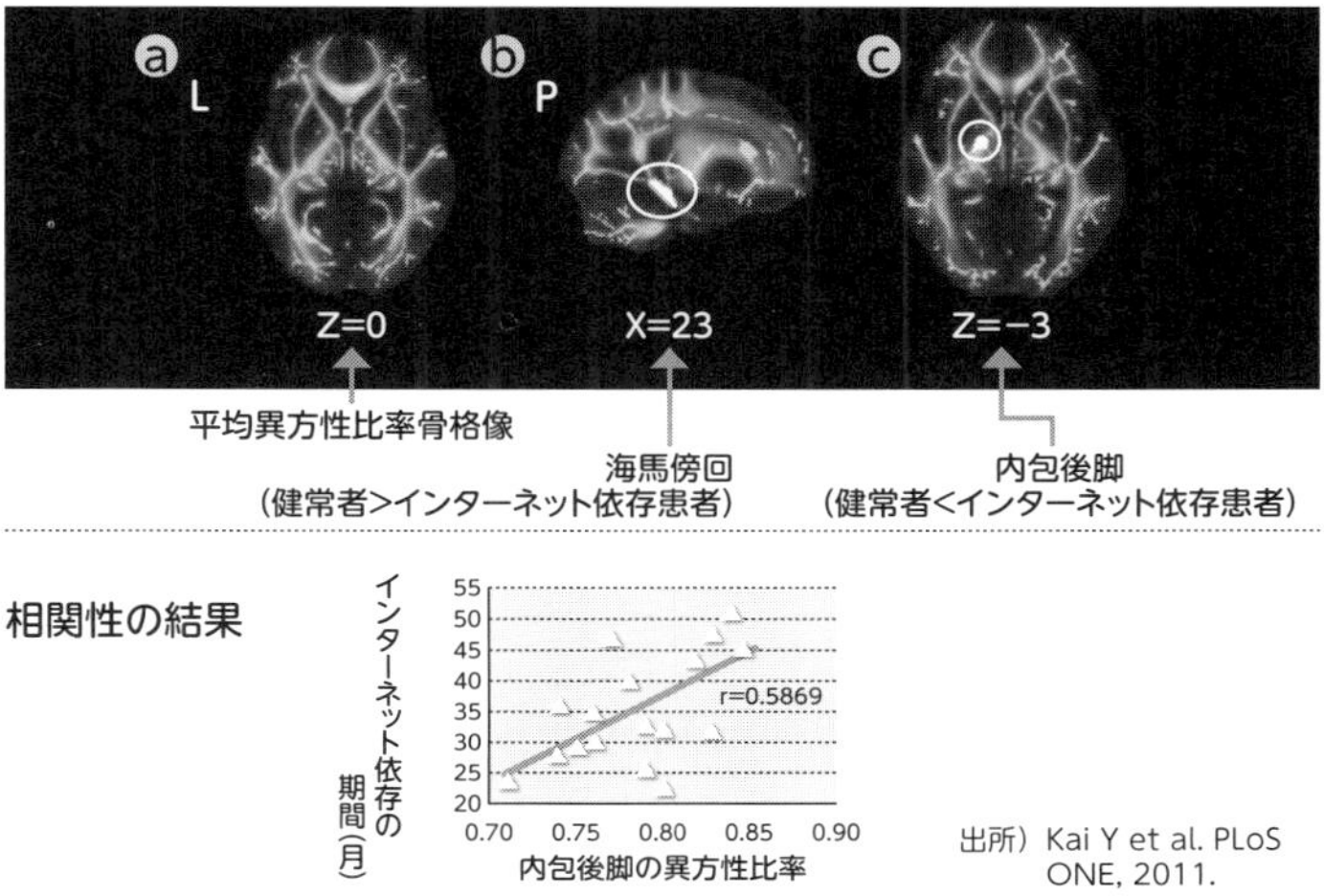

出所）Kai Y et al. PLoS ONE, 2011.

と、脳の神経細胞から出される情報の伝達がスムーズにいかなくなります。専門的には、この状態を「走行《そうこう》の乱れ」と呼んでます。

これらの状態を簡潔にいい表すと、前頭前野の損傷と機能低下が生じ、同時に白質の働きが過剰な状態になると、人は理性的な行動をとることが困難になる、ということになります。グラフは、ネット依存の期間が長ければ長いほど、白質の破壊の程度もひどくなることを表しています。

これらの研究はネット依存に関するものですが、これらの結果をスマホゲームに置き換えても同じことがいえます。つまり、スマホゲームをプレーすればするほど脳は破壊され、人間は理性的な判断を下せなくなっていく、というわけです。

スマホゲーム依存は治せるのか？

本章で見てきたように、依存は脳の病気です。また、私たちが依存に陥るときには、①前頭前野の機能低下、②キュー（きっかけ）に脳が過剰反応、③報酬の欠乏という、脳の中で起こる明らかな反応のパターンがありました。

それはまるで、完結した負のスパイラルのようにも見えます。しかし、病気の進行のプロセスそのものは、比較的明快ともいえるものであり、それだけに私たちが医学的に対抗する余地があるわけです。

繰り返しになりますが、２０１８年に改訂される国際疾病《しっぺい》分類（ＩＣＤ）の第11版（ＩＣＤ-11）には、「ゲーム障害（gaming disorder）」という病名が、正式に載せられます。そして、同年から世界中の医療機関での運用が開始される予定です。世界保健機関（ＷＨＯ）と共同プロジェクトを組み、「ゲーム依存」への医療的な対応の必要性を訴えてきた私たち久里浜医療センターにとっても、これは非常に喜ばしい成果です。今後は、ゲーム依存の国際的な研究が進められ、医学的根拠に基づく対応がなされていくでしょう。

「スマホゲーム依存」を克服することは、決して容易ではありません。しかし、正しい知識を持って医学的にアプローチすることで、回復の道を探ることができます。そして私たちは、そのようにして回復した患者さんを多く知っています。

続く第5章では、ご自分が「スマホゲーム依存かもしれない」と不安を抱えている方のために、医療機関で受診する前にご自身でできる、いくつかの対応方法をお伝えします。

第5章

5

依存かな？と思ったらすぐに始めること

スマホゲーム依存を疑ってみる

日々の暮らしの中で、「もしかしたら、自分はスマホゲームに依存しているのでは?」と不安に感じている方はいませんか? そのような方は、本章でご紹介するセルフチェックで現在の状態を確認してみてはいかがでしょうか。

次の六つの項目は、世界保健機関(WHO)の「物質依存症診断ガイドライン」を、スマホゲーム版にアレンジしたものです(**図表5-1**)。六つの項目のうち、過去12ヵ月間に1ヵ月以上、もしくはここ1ヵ月未満の間に、夢中になって繰り返してしまった項目はありませんか?

もし、三項目以上に該当するような場合には、注意が必要です。

インターネットの閲覧やSNSのチェックなどを、思い立ったときにできるのがスマホの魅力です。そのようなスマホの特質は、当然スマホゲームにも当てはまります。そのため、誰かがスマホゲームに興じていたとしても、それが「趣味の範疇《はんちゅう》」なのか、それとも「依存を警戒すべきレベル」なのかを判断することは、簡単なことではありません。

図表5-1 スマホゲーム依存のセルフチェック
（WHO「物質依存症診断ガイドライン」準拠）

① 無意識のうちにスマホゲームをプレーしたくなり、目の前のことに集中しにくくなることがある。「のどが渇いたから水を飲みたい」「お腹が空いたからご飯を食べたい」と感じることに似ています。それほど自然に、スマホゲームが気になることはありませんか？【渇望】

② 目的もなくスマホを手に取り、なんとなくスマホゲームを始めることがある。スマホゲームをやるべきではない場所や状況で、スマホゲームを続けてしまう。「やる／やらない」「始める／やめる」を自分でコントロールできないことはありませんか？【コントロール障害】

③ 家にスマホを置き忘れる、仕事の会議中など、スマホゲームができないときに不安やイライラを感じて落ち着かなくなる。プレーできないとそわそわする、めまいがするといった体調の変化を感じ、それを鎮《しず》めるために無性《むしょう》にスマホゲームがやりたいと感じることはありませんか？【禁断症状・離脱症状】

④ スマホゲームのプレー時間が日に日に延びている。また、短時間のプレーでは満足できない。今までは1、2時間程度で十分に満足できていたプレー時間が、3時間、4時間、あるいはそれ以上に伸びていると感じることはありませんか？【耐性】

⑤ どうしてもスマホゲームをプレーしたいがために、家族や同僚、上司などに嘘をついたり、課金のために借金をしてしまった、などということはありませんか？【生活の中心】

⑥ スマホゲームに没頭した結果、仕事でミスを繰り返す、家庭内で口論が絶えない、体調を崩してしまったなど、さまざまな問題の原因が自分のスマホゲームにあることを自覚しているのに、ゲームをプレーし続けてしまうことはありませんか？【囚《とら》われ】

また、スマホゲームユーザーが急増した現在では、公共の場でスマホゲームをプレーすることへの抵抗感や、スマホゲームをプレーしている人を目にしたときに感じる「違和感」のようなものが、かなりやわらいできているとも感じます。

家庭の中でも同様です。家族の中でスマホゲームユーザーの割合が高くなると、誰かがスマホゲームに没頭している光景を、少しずつ「普通のこと」として受け入れてしまいがちです。あるいは、「ゲームのやり過ぎは心配だけど、スマホゲームをしているときだけは子どもが静かにしてくれる。その間にたまった家事を片付けてしまおう」などと考えることもあるでしょう。

また、「ファミコン・プレステ世代」の多くは、自分自身がゲームのおもしろさをよく知っているため、「ゲームくらい誰でもやっているだろう」「このくらいは小さい頃の自分もやった」などと思ってしまう傾向があります。

スマホゲームの過剰使用や依存に関して、「アウト」と「セーフ」の境界を判断することは、とても難しいものです。一方で、スマホゲームへの依存は驚くほど速く進行するため、「しばらく様子を見よう」などと悠長に構えているわけにもいきません。

私たちはこの問題にどのように対抗していけばいいのでしょうか。

その難問を解くカギが、17世紀のフランスの哲学者・デカルトの言葉の中にあります。「われ思う、故《ゆえ》にわれあり」。つまり、「疑ってみる」ことです。

プレー時間のモニタリング

本章の冒頭で挙げた六項目のうち、三つ以上に当てはまる方は注意、とお伝えしました。そのような方は、次のステップとして、ご自分のスマホゲームのプレー時間を把握していきましょう。自分の今の体重を知らなければダイエットを始められないのと同様に、現時点での自分とスマホゲームとの関わり方をしっかりと可視化して、対策につなげていくのです。

やり方は簡単です。

「起床時間」「食事」「入浴」「勉強」「仕事」「休息」「スマホゲーム」「インターネット」（具体的な使用方法も）「就寝時間」といった生活上の出来事をノートに書き出し、そこに簡単な感想を書いていくだけです（**図表5-2**）。

これは、依存の治療に有効といわれる「認知行動療法」（第6章参照）の一つである、「行動記録法」を使ったスマホゲームのプレー時間のモニタリングという手法です。

ちなみに、ここでいう「簡単な感想」とは、「このタイミングでスマホゲームをプレーした理由」です。

例えば「楽しいから」「暇つぶし」「ゲームの世界で結果が出ると満足できるから」「他のユーザーとの交流が楽しい」「新しいゲームがリリースされて気になっていたから」「習慣になっている」「なんとなく」など、あまり難しく考えずにシンプルに記入してください。

図表5-2 スマホゲームのプレー時間のモニタリング（例）

12月4日2時／就寝。寝る前に3時間、スマホゲームをした。

12月4日7時／起床、昨晩はスマホゲームで徹夜はしなかったけれど体がだるい。

12月4日7時30分／自宅を出る。朝食はいつもコンビニのサンドイッチで済ませる。

12月4日9時～18時／仕事。スマホゲームは通勤中に片道30分は必ず。すでに習慣。

12月4日18時～20時／「LINE」で友達とやり取り。飲み会に誘われ、居酒屋をネットで探した。気づくとスマホゲームと「LINE」を交互に。

12月4日20時／夕飯。

12月4日20時30分／スマホゲームを中断したのは食事中の30分程度。食事後、お風呂に入るのが面倒だなと思っていたら、「ボーナス」の通知が来たのでまたプレーした。

12月4日21時／入浴。スマホゲームの続きが気になるので、シャワーだけ。

12月4日21時30分／ベッドに入ってからスマホゲーム。妻に注意される。

モニタリングのコツ

モニタリングとは、自分の現状を見つめて、依存から抜け出すきっかけを見つけていくために行うものです。モニタリングを継続させるコツと、スマホゲーム依存と向き合うヒントを、次にいくつか記しておきます。

◘続けるコツは「◎」「○」「×」

自分が設定した目標を守れたかどうかを、「◎」「○」「×」の三段階で評価します。できるだけシンプルに評価する方が長く続きます。ちなみに、「◎」はまったくゲームをしなかった、「○」はゲームをしたが、自分が決めた時間内に収まっている、「×」は自分が決めた時間よりも長くゲームをしてしまった、です。

やってはいけない時間を作る

プレー時間を把握することができたら、「食事中はスマホゲームをしない」「ベッドに入ったらスマホゲームはしない」といったように、「スマホゲームをやってはいけない時間」を決めます。最初は短時間からでかまいません。「この時間だけは絶対にプレーしない」と決めたら、まずはそれだけを守る努力をしましょう。

プレー時間の上限を設定する

プレーしない時間と同様に、次はプレー時間の上限を決めていきます。これについても、まずは無理がないと思える範囲で設定してください。

やりやすいことから始める

例えば、あなたが「今日から通勤（通学）時間にスマホゲームをしない」と決めたとしましょう。でも、これまで何ヵ月間、あるいは数年間にわたり、電車内でほとんど欠かさずスマホゲームをプレーしてきたあなたが、週5回・往復10回の通勤（通学）の中で、いきなり「スマホゲーム断ち」にチャレンジし、それを成功させることは、実現可能な目標でしょうか。同じ車両の中には、スマホゲームに興じる多くの乗客が乗り合わせています。これほどキュー（きっかけ）に満ちあふれた環境で、あなたはスマホゲームをプレーしたいという誘惑に耐えることができますか？

モニタリングの成功のカギは、あくまでも実現可能性が高いところから削っていくことです。ご自分のライフスタイルを考慮しながら、やりやすく、無理のないことから始めていきましょう。

◻スマホゲームを別の行動に置き換える

スマホゲームをプレーしない時間帯を設定したときには、「スマホゲームの代わりになる何か」が必要になります。読書や音楽鑑賞、健康維持のためのジョギングなど、どんなことでもかまいません。置き換えた何かに十分な楽しみを見いだすことができれば、スマホゲームのプレー時間は自然と少なくなっていきます。

日々、失いつつあるものが何かを考える

スマホゲームに興じるあまり、「自分が失いつつあるもの」が何かを考えることも有意義です。「失いつつあるもの」とは例えば、家族や友人からの信頼や、ガチャに費やしてしまう生活費や貯金かもしれません。また、スマホゲームに傾倒した結果として損なわれてしまう「自分らしさ」や、社会的な役割といったものかもしれません。

スマホゲームをやらずにいれば、実現できたかもしれないことを考える

スマホゲームに費やしていた1日数時間もの時間を有効に使っていれば、きっと実現できただろう、と思うことはありませんか?

それは例えば、「パートナーや子どもと会話や団らんができた」「資格試験のための勉強ができた」「健康のためにジョギングができた」「〝積読〟になっている本が読めた」「洗濯物が畳め

た」「仕事のメールを1本送ることができた」「忙しさにかまけて延期になっていた、女子会を実行できた」「ゆっくり休んで疲れをとることができた」といったことです。

普段から「忙しい」が口癖の方は、「時間がとれたら、こんなことをしてみたい」と思うこともあるでしょう。スマホゲームに夢中になる以前に目標としていたことがあれば、ぜひそれを思い出してください。また、そのようなイメージをノートに書き出しておくと、後で振り返ることもできます。

2週間経ったら振り返る

記録をつけ始めたら2週間ごとに振り返りましょう。スマホゲームに費やす時間は減りましたか？もし、目標が達成できなかったとすれば、目標設定に無理があったのかもしれません。そのような場合は、目標値を下げてみましょう。

□周囲に吹聴する

自分がスマホゲーム時間を減らす努力をしていることを、積極的に周囲に吹聴《ふいちょう》しましょう。そうすることで、自分自身がこの問題に真剣に取り組んでいるという、前向きな感覚を持つことができます。また、周囲に伝えることで、自分自身の行動をモニターする意識が強まります。吹聴は、患者さんの治療の場面でも成果を上げています。

オフラインの時間を作る

スマホゲーム依存から回復するための効果的な方法は、普段から常に持ち歩いているスマホから物理的に距離をとり、意識的にオフライン（インターネットやネットワークなどに接続していない状態）の時間を作ることです。

しかし、久里浜医療センターでは、24時間完全にスマホを断つのではなく、毎日の生活の中で、スマホを使わない時間を作っていく、ということを提案しています。

例えば、アルコールやギャンブルなどへの依存の場合には、依存の対象を完全に断つことが明確なゴールになります。しかし、スマホゲームをプレーするためのスマホは、私たちの生活と非常に密接に関わっており、これを完全に断つことはまったく現実的とはいえません。

そのため私たちは、スマホと上手に付き合っていくことを治療の方針としています。この点は、他の依存と異なるスマホゲーム依存の特徴といえるでしょう。

前述した「モニタリングのコツ」の中でも紹介した通り、自分が日々、どのくらいスマホゲームに没頭しているかを知ることが、回復へのスタートラインです。そしてスマホゲームのプレー時間や使用リズムを見直し、どのタイミングで、どの程度であれば、スマホゲームをやらずに過ごすことができるかを探っていきます。

ご家族と同居されている方の場合には、パートナーや親など、家族の協力が大きな助けになります。

例えば、あなたがスマホゲーム時間を減らしたいと思い、そのための努力を続けているとしましょう。そんなあなたの目の前で、家族の誰かがスマホでお気に入りの動画を楽しそうに見ています。あなたは「自分もスマホでゲームがやりたいな」と、感じてしまうかもしれません。

キュー（きっかけ）に過剰に反応して、欲求をコントロールできなくなるのが依存の特徴でした。そのため、依存からの回復には家族全員の協力体制が必要になってきます。家族全員がスマホを使わないという取り組みは、本人が自制心を働かせやすい環境を生み出します。スマホゲームをやらないことへの目的意識も明確になってきます。

スマホの使用を制限されることに関して、患者さんが最も嫌がるのが、オンライン上の仲間と連絡がとれなくなることです。オンラインゲームでは他のユーザーとつながりながらプレーしていることも多いため、「自分がゲームに参戦しないと迷惑がかかる」「自分だけ後れをとる」と考える傾向があります。

また、スマホゲームだけでなく、ＳＮＳで友人と常にメールでやり取りをしている方の場合は、相手のメールに対して、すぐに返信できないことに強いストレスを感じる傾向があります。でも、「うちにはスマホを使ってはいけない時間がある」という家族ルールがあることを、相手に知ってもらうように仕向けていくことで、この問題を解決した患者さんもいます。

一人暮らしをしている成人の方の場合には、残念ながら、本人が自分でルールを決めていくしかありません。ただ、依存の傾向を持つ方が、自分自身を律していくのは困難であるのも事実です。

そこで私たちがおすすめしているのは、ジョギングやスイミング、ジムでのトレーニングなどの運動習慣を、生活の中に取り入れることです。当たり前のことと思われるかもしれませんが、これが意外と有効なのです。

第一に、スマホゲームをしていた時間を別の活動に置き換えることができます。

第二に、物理的にスマホを手にできない時間を、比較的たやすく生み出すことができます。

第三に、スマホを目につかない場所（ジムのロッカーなど）に隔離することで、「ゲームがしたい」と思わせるキュー（きっかけ）を遠ざけることができます。

さらに健康維持までできてしまうのですから、いうことなしです。

このようにして、日常生活の中のスマホゲーム時間をいくらかでも短くすることができたら、次はいわゆる「スマホ断ちツアー」などに参加してみるのもいいでしょう。

スマホ断ちツアーとは、文字通りスマホを使わずに過ごすことを目的とした活動で、昨今注目を集めています。これには、「スマホ利用の注意点」といった講習がセットになったＮＰＯ法人などが主催するものの他、「半日スマホを手放して、古都・鎌倉を散策しましょう」といったイベント感覚のものもあります。

久里浜医療センターでも、治療の一環として「ネット依存治療キャンプ」を定期的に実施しています。これについては第6章で後述しますが、このようなアクティビティをうまく取り入れていくことで、少しずつスマホゲーム時間を減らしていくことが可能です。

そして何よりも重要なことは、スマホゲーム時間を減らすことを本人が自ら決め、そして実際に「減らせた」と実感することです。この達成感が、回復への流れを確かなものにしてくれるでしょう。

「オフラインタイム」は夜間がおすすめ

私たちの患者さんの中にも、一家全員の取り組みで、お子さんのスマホゲーム依存を回復させたケースが複数あります。

先日、中学3年生のお子さんがスマホゲーム依存を患っているご家族が、久しぶりに久里浜医療センターに来院されました。彼らは「午後9時以降は家族全員スマホを使わない」という家族ルールを決めています。夕飯を食べ、お風呂に入った後のリラックスタイムには、ついついスマホを手に取ってしまいがちです。しかし、時計が午後9時を回ると、家族みんなでテレビを観たりして過ごします。思わずスマホに手を伸ばしてしまった人は、家族に冗談まじりでたしなめられて苦笑いする、といったこともしばしばです。

このルールを決めてからは、家族間のコミュニケーションが増え、スマホのオフラインタイムを和気あいあいと楽しめるようになりました。このご家族のように、夜間にスマホを使わないことには、スマホゲーム時間を減らすこと以外のメリットもあります。

睡眠時間や睡眠の質が、私たちの健康を大きく左右することは、しばしば指摘されています。研究でも、パソコンやスマホの液晶ディスプレイから出る「ブルーライト」が、睡眠の妨げになることがわかっています。ブルーライトとは、波長380〜500ナノメートルの青色光のことを指し、可視光線（人が肉眼で確認できる光）の中で最も強いエネルギーを持っています。ブルーライトには、体内時計をリセットし、睡眠を司《つかさど》るメラトニンという木ルモンの調節に作用する性質があり、覚醒《かくせい》、頭痛・眼痛を引き起こします[33]。

ブルーライトを長時間見ていると、目が疲れてドライアイになりやすいことは、以前から指摘されていました。まだ因果関係は解明されていませんが、ドライアイ患者の3〜4割は、睡眠障害を起こしているという報告もあります。いずれにしても、ブルーライトは睡眠の質を低下させる要因になります（**図表5-3**）[34]。

こうした研究からも明らかなように、スマホのオフラインタイムを夜間に設定しながら、同時にスマホゲームのプレー時間を減らしていくことは非常に有効です。依存傾向の改善だけでなく、睡眠の質の改善も期待できます。スマホゲーム時間を減らしたいとお考えの方は、「夜のスマホオフラインタイム」を習慣化してみることをおすすめします。

図表5-3 夜間ネット作業時の唾液中メラトニン

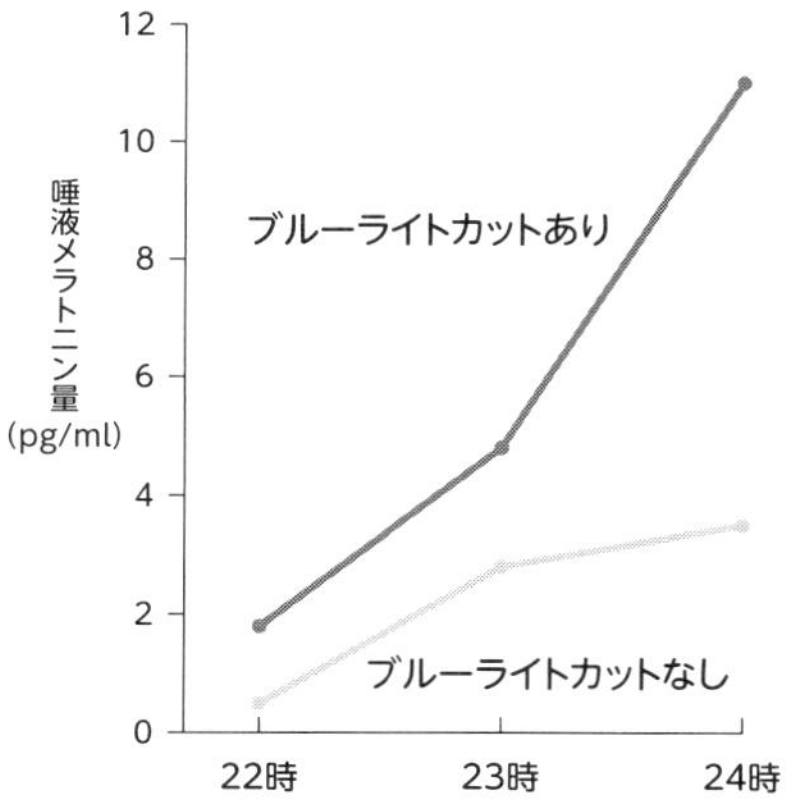

夜間のスマホゲームは睡眠に悪影響も

22時から24時までネット作業を行い、ブルーライトカット眼鏡の有無で唾液中メラトニン濃度を比較した実験。ブルーライトカット眼鏡を使用しないとメラトニン分泌が抑制され、睡眠障害を起こす可能性がある。一方ブルーライトカット眼鏡を使用した方がメラトニン分泌は多く、入眠や睡眠の深さが良くなることが期待できる。

出所）綾木雅彦、坪田一男．精神医学、2017.

キュー（きっかけ）から距離を置く

ここまで説明してきたように、スマホゲームをやり過ぎている状態から、本来の生活リズムを取り戻すために、「スマホゲームをやりたい」というキュー（きっかけ）になる刺激を、なるべく遠ざけておくことも意識してください。

最近のテレビ番組では、とても頻繁にスマホゲームのCMが放送されています。スマホゲーム依存の傾向がある方にとっては、ゲームの画面と魅力的なキャラクターを組み合わせ、視覚的に視聴者を引きつけるテレビCMが、一つのキュー（きっかけ）として作用することでしょう。観たいテレビ番組は録画して、CM部分を早送りする、などといった方法も試してほしいところです。

私の長年の専門であるアルコールや薬物、タバコ（ニコチン）などに依存している患者さんの場合には、依存対象の摂取をやめることが明確なゴールになります。しかも、これらの依存は長期化すると確実に体を蝕《むしば》むので、本人も「やめる」というゴールに対して、自分自身を納得させやすいものです。

ところが、スマホゲーム依存の場合はかなり事情が異なります。ネットやスマホは、すでに私たちの生活になくてはならないものになり、その傾向は今後ますます強まっていくことでしょう。何らかの規制がなされない限り、スマホゲームの露出量は今後も増えていくと考えるのが自然です。

どれほど躍起になって、スマホゲームのキュー（きっかけ）を遠ざけようとしても、メディアとネットワークに囲まれた時代に生きている限り、その努力は徒労《とろう》に終わる可能性が大なのです。

そのため、本人がスマホで利用するサービスを限定する、スマホゲームで遊ぶ時間帯を決めるといったルールを作り、スマホとうまく付き合っていくことが、最も現実的な対策といえます。

医療機関の受診をためらわない

スマホゲームへの依存を疑い、医療機関で受診するということは、決して低いハードルではありません。それでも、本章で紹介したスマホゲーム時間のモニタリングを通じて、自分がスマホゲーム依存の傾向にあると感じた方には、思い切って医療機関で受診してみることをおすすめします。

繰り返しになりますが、依存は病気です。いわゆる「民間療法」で完治させることは、まず不可能だと考えてください。たかがスマホゲーム、されどスマホゲームです。スマホゲーム依存が病気であるという自覚を持ち、勇気を持って医療機関のドアを叩いてほしいと願っています。

しかしながら、初めて医療機関を訪ねるときには、「何をいわれるんだろう?」「どんな治療をするんだろう?」と不安に感じられる方も多いはずです。みなさんの不安を軽減するために、次の章では、久里浜医療センターで行われている治療法を紹介していきます。

第6章 スマホゲーム依存を治療する

医療機関で受診すべき状況とは？

オンラインゲームやSNSを中心とした従来のネット依存に比べて、スマホゲームへの依存は、静かに、そして素早く進行していきます。それには、「常に持ち歩いている」というスマホの性質が関係していると考えられます。

仮に、「最近スマホゲームで遊び過ぎだ」「スマホゲームが気になって、どうも仕事に身が入らないな」と本人が自覚していても、スマホは、手を伸ばせば届く距離にあります。スマホゲームにはまっている（あるいは、はまりかけている）人が、今すぐ遊べる状況下で、「プレーしたい」という欲求に抗《あらが》うことはできるでしょうか。

その試みは、あるときには成功するかもしれません。でも、別の機会には、あえなく失敗することもあるでしょう。第1章で説明したように、スマホゲームをプレーし過ぎている人が、「過剰使用」なのか、それとも「依存」なのかを見極めることは、とても難しいのです。私たちは、どのような状態の人を、治療が必要な「依存患者」として捉えればいいのでしょうか。

それを判断するためのポイントは、大きく分けて二つあります。

①　明確な体や心の健康問題が生じている
②　明確な家族・社会的問題が生じている

①の「明確な体や心の健康問題が生じている」とは、次のような状態を指します。

- 常に苛立《いらだ》ちや焦燥感を感じている
- 昼夜逆転・睡眠障害
- プレーし続けることによる眼精疲労・視力低下
- スマホゲームを優先した結果、引き起こされる食生活の乱れ（欠食・偏食など）
- トイレや入浴がおざなりになり、身なりも気にしない。衛生状態が悪化する

②の「明確な家族・社会的問題が生じている」とは、次のような状態を指します。

- 家庭や職場での会話が極端に減る
- 成績が下がる

・仕事でミスを犯す、能率が下がる
・家事や育児の放棄
・スマホゲームで引き起こされる問題を過小評価し、嘘をつく
・仕事に遅刻・無断欠勤する
・学校に行かない
・言葉遣いが攻撃的になる
・ゲームを注意されると、家族に暴言をはく・暴力をふるう

以上のような、明確な問題が生じている場合には、専門の医療機関での受診の対象になります。

スマホゲーム依存は多くの場合、早期に発見し、治療を開始することで、治療の成果も早く表れてきます。逆に、発見が遅れれば遅れるほど治療は難しくなり、回復しにくくなっていきます。また、治療期間が長引けば長引くほど、社会的、経済的な面での負担も大きくなっていきます。繰り返しになりますが、依存は病気です。個人の努力で回復することが難しいだけでなく、

依存という病気は本人と家族の生活に重大な支障をきたします。1日も早く医療機関で受診し、早期回復を目指しましょう。

依存患者は過小評価する

とはいえ、依存の治療における最初の課題は、「患者さん自身が自らの依存に気づいていない」ということです。多くのケースでは、「最近、スマホゲームばかりやっているな」と感じていても、「自分はスマホゲーム依存だ」と自覚することは、まずないといえます。

また、「スマホゲームが気になって仕事に集中できない」と認めてしまうと、スマホの利用を制限されてしまう可能性があるため、依存の初期段階にある患者さんは、現在の自分の状態をできるだけ過小評価し、自らの依存を否定します。

これが依存の特徴である「否認」と呼ばれる状態です。

このような状態にあるため、スマホゲーム依存の疑いのある初診患者さんが、私たち医師に笑顔を見せてくれる望みはほとんどありません。家族に強引に連れてこられたと感じている患者さんが頑《かたく》なに押し黙ってしまい、診察室に重い空気が流れるケースが大半です。

ですから、治療の初期段階では、私たち医師は患者さんとの距離を一気に縮めようとしたり、いきなりスマホを取り上げるようなことはしません。患者さんと信頼関係を築いていく中で、少しずつ依存対象との接触を減らし、最終的にゼロになるように治療をプログラムしていきます。

逆説的ではありますが、患者さんにとってスマホゲームとは、依存するほど好きなものです。患者さんは「もっとスマホゲームをしたい」「仕事など放り出して、すべての時間をスマホゲームに使いたい」と考えます。

周囲の人に「今日は何時間スマホゲームをやったの?」と聞かれたときには、「2時間くらいかな」と答えるかもしれません。実際には、その何倍もの時間をプレーに費やしているにもかかわらず。また、家族にたしなめられることを嫌がって自室でこっそりプレーする、スマホゲームのために外出する、といったこともあるでしょう。

そのような状態になると、家族が患者さんの異変に気づきにくくなり、発見と治療の開始が遅れることにもつながります。ご家族は、患者さんの状態に積極的に関心を持ち、受診を促していくという姿勢を持っていただきたいと思います。

捉えどころのない「灰色」の患者たち

スマホゲーム依存を相談できる医療機関が見つからず、治療への一歩を踏み出せない場合も多いでしょう。しかし、スマホゲームへの依存は、アルコールやギャンブルなどの他の依存と比べても、非常に短期間で進行していくという特徴があります。

そのため、スマホゲーム依存に関しては、「様子を見る」という選択肢はありません。このことは、肝に銘《めい》じておきましょう。スマホゲーム依存が疑われる場合はすぐに、本書の巻末に掲載している専門の医療機関などへの相談を検討してください。

ここで、スマホゲーム依存の患者さんに特徴的な一つの傾向についてお話ししておきましょう。

依存の初期の段階では、周囲が「急にどうしたんだろう?」と思うほどスマホゲームに没頭し、人によってはプレー時間が1日10時間を優に超えるほど、朝から晩までゲーム三昧《ざんまい》の日々を送ります。そのような状態が一定の期間続いた後、やがて以前ほどスマホゲームをプレーしなくなっていきます。それに呼応《こおう》するように、今度はスマホゲーム以外の物事への意欲も見られなくなります。覇気《はき》の感じられない表情でぼーっと過ごすことが多くなりますが、なんとか仕事には通えています。そのように、「白」ともつかず「黒」ともつかず、そこそこ活動する、捉えどころのない「灰色」の患者さんがいるのです。

心身ともに健康な人と比較すると、彼らはもちろん、まったく「元気」ではありません。ただ、完全に引きこもっているわけでもなく、朝から晩までスマホゲームをしているわけでもなく、なんとも煮え切らない生活を送っているのです。そのためご家族も「これは体の具合が悪いのか？　心の病なのか？　それとも、ただ本人が怠惰なだけなのか？」と、患者さんの状況をどう判断すべきかわからない、といったケースがあります。

このようなタイプの患者さんは、当院でも増えています。そして彼らの「生活の中心」は、やはりスマホゲームです。中途半端に慢性的な症状を抱えるこのような患者さんは、私たち医師にとっても最も病状の把握がしにくく、症状を改善させることが難しいタイプの患者さんといえます。

また、患者さんごとに異なる症状が出るのが、スマホゲーム依存治療の難しいところです。

ただ、早期に発見することができれば、それだけ早期に治療を始めることもでき、早期回復につながっていきます。これはすべての患者さんに共通しているポイントです。

医師・カウンセラーの「様子を見ましょう」に注意

患者さんが医療機関で受診するところまで、こぎつけたとしましょう。ところが、訪れた医療機関での診断結果によって、スマホゲーム依存への治療が遅れ、症状が悪化してしまうケースがしばしばあります。

ようやく医療機関で受診することができたにもかかわらず、症状が悪化してしまうのはなぜでしょうか。

ここで注意すべきキーワードは、医師による「様子を見ましょう」というアドバイスです。

久里浜医療センターに、日本初のネット依存外来が設立されたのは２０１１年のことです。設立から現在まで、私の想像を大きく超える数の患者さんが当院を訪れ、ネット依存（その多くはオンラインゲーム依存）の治療に取り組んできました。

しかし、ネット依存外来設立から6年以上が経過した現在でも、わが国のネット依存治療のための環境整備は、諸外国と比べて進んでいるとはいえません。

患者さんがスマホゲームに夢中になった結果、自宅に引きこもり、会社に行かなくなったような場合には、ご家族はまず心の病を疑います。心の病の専門家の診断を仰ごうと、心療内科やメンタルクリニック、精神科などを訪ねる場合も多いでしょう。また、会社にお勤めの方であれば社内カウンセラー、学生であればスクールカウンセラーなどに相談する、ということも考えられます。

これらの医療機関の医師やカウンセラーなどは、心の問題の専門家ではあります。しかし、誤解を恐れずにいえば、その多くはスマホ（オンライン）ゲーム依存や、ネット依存の問題に関する知識を十分に持ち合わせていません。

そのため、心の問題の専門家が、従来の原則に従ってスマホゲーム依存が疑われる患者さんに接し、「しばらく様子を見ましょう」「そのうち飽きるでしょう」といったアドバイスを行うと、取り返しのつかない結果を招いてしまうことがあります。これは決して大袈裟《おおげさ》な話ではありませんユーザーを「依存」に引き込みやすく、驚くほど進行が速いスマホゲーム依存では、早期発見・早期治療が、早期回復のための最も大きなカギになります。「様子を見ましょう」「飽きるでしょう」という助言には、リスクを高める可能性はあっても、リスクを軽減する要素は一切ないのです。

医師から「様子を見ましょう」と聞くと、患者さんやご家族は、いかにも「治療が継続しているんだな」という印象を受けるでしょう。しかし、スマホゲーム依存において「様子を見る」という対応は、失うものがあまりにも大き過ぎるのです。

繰り返しますが、スマホゲームは飽きません。スマホゲームには、ユーザーを飽きさせず長くプレーしてもらうための、たくさんの工夫がなされています。ですから、ことスマホゲーム依存に関しては、「いずれは飽きる」という考えを一切捨ててください。

それからもう一つ。私たち医師も慎重に対処しなければならない点があります。それは、合併精神障害の問題です。合併精神障害とは、一つの精神疾患に関連して、別の精神疾患を同時に患ってしまう状態のことをいいます。

諸外国では、例えばアルコールへの依存が呼び水となり、薬物やギャンブルなどに傾倒してしまう合併精神障害が多く見られ、大きな社会問題となっていますが、いまのところ日本においては、そのようなタイプの合併精神障害は、あまり報告されていません。

しかしながら、スマホゲーム依存の患者さんの中には、注意欠陥多動性障害（ＡＤＨＤ）や自閉症スペクトラム障害、うつ病などを患っている方もいらっしゃいます。そのような患者さんが、心の病の専門家の診察を受けた場合には、おそらく心の病の方を集中的に治療することになるでしょう。

その対応は、専門家として、とても正しいことなのです。しかし残念ながら、この場合には、素早く進行するスマホゲーム依存に対する治療は手つかずということになってしまいます。

例えば、自室に引きこもり社会との関わりを断ってしまった患者さんがいると仮定します。患者さんは四六時中、部屋の中でスマホゲームに没頭しています。

患者さんを診察した医師は、患者さんへの診察を通して原因を探り、**図表6-1**のような診断を下しました。

そして、うつ病の治療をスタートさせるのですが、症状は改善するどころか、むしろ悪化しているように見えます。うつ病に対して有効とされる治療を行っているのになぜだろう？　医師は首をかしげます。

心の病の治療が進めば、スマホゲームへの依存の問題も解消されていくと考えるのは、残念ながら間違いです。私はこれまでに、たくさんの患者さんのさまざまな精神疾患の治療にあたってきましたが、ＡＤＨＤや自閉症スペクトラム障害、うつ病などと比較しても、患者さんの人生に与えるインパクトの面ではスマホゲーム依存の方がより深刻である、という場合もあります。何らかの精神疾患とスマホゲーム依存が合併していると考えられる場合には、一方の精神疾患の治療だけではなく、スマホゲーム依存への医学的な対応が必要であることを、覚えておいてください。

スマホ（オンライン）ゲーム依存に関しては、まだ専門家の数が足りていない状況ではありますが、本書の巻末に掲載した医療機関のリストも参考にしていただきながら、スマホゲーム依存の問題に対処できる医師の診断を仰ぐことをおすすめします。

図表6-1 合併精神障害の診断例

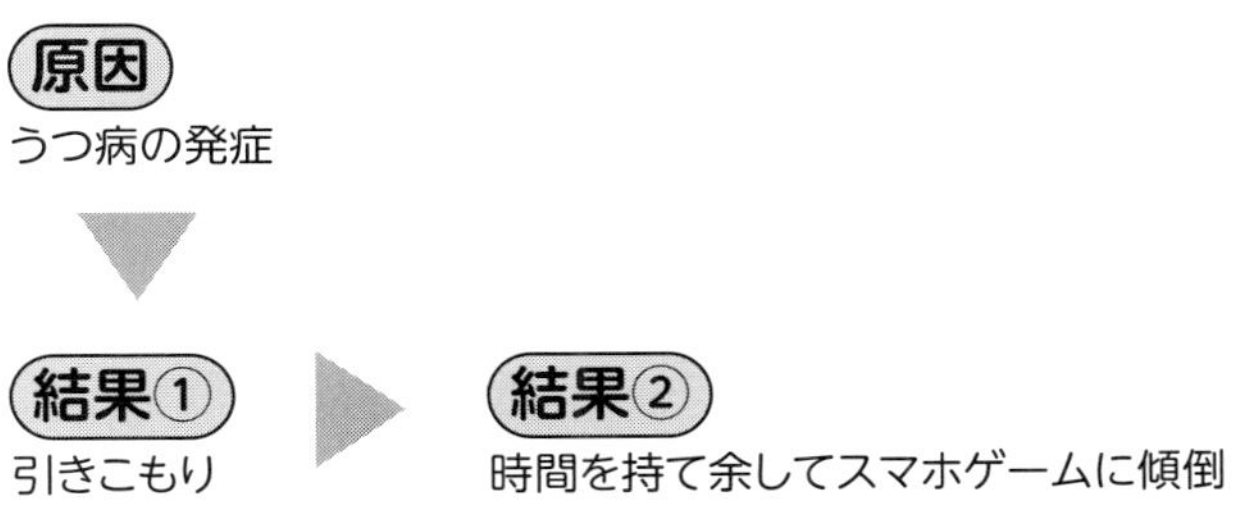
原因
うつ病の発症
結果①
引きこもり
結果②
時間を持て余してスマホゲームに傾倒

スマホゲーム依存に投薬は有効か？

ネット依存やスマホゲーム依存の治療に薬を使うことはありません。もちろん、患者さんが睡眠障害を起こしていると判断すれば睡眠導入薬を、「プレーし過ぎで頭が痛い」と訴えれば、鎮痛薬を処方することはありえます。とはいえ、ネット依存やスマホゲーム依存への効果が証明された薬は、現時点では存在しません。つまり、エビデンス（科学的証拠）からすると、薬物を使った治療は行えないはずなのです。

先ほど私は、スマホゲーム依存の患者さんの中には、心の病を併発している方もいると述べました。例えば、ADHDとスマホゲーム依存はまったく異なる病気ですが、両者は、衝動をコントロールできない、暴力的な言動をとる、朝起きられない、といった症状がとても似ています。

スマホゲーム依存を原因とする依存行動にADHDが拍車をかけているという場合もあれば、その逆のパターンも考えられます。どちらの病気からより強い影響を受けているかを判断することは難しいのですが、そうした場合には、ADHDの治療で一般的に使用されるアトモキセチン、メチルフェニデートなどの薬を服用することによって、暴力的な言動や昼夜逆転生活が緩和・改善する場合もあります。毎日、患者さんと一つ屋根の下で向き合われているご家族の方は、これだけでも大きな負担の軽減になると話してくれます。

このように、スマホゲーム依存とＡＤＨＤを合併している患者さんに対して、ＡＤＨＤの治療薬を使うことはあります。しかし、スマホゲーム依存そのものを改善する薬はありません。スマホゲーム依存の治療においては、基本的に薬物治療は行わないということを覚えておいてください。

もし、スマホ（オンライン）ゲーム依存についての知見を持たない医師から、特に明確な説明がないまま投薬治療をすすめられるような場合には、遠慮することなくセカンドオピニオンをとることも検討してもらいたいと思います。

スマホゲーム依存の治療プロセス

久里浜医療センターで行われている治療の流れを、ネット依存治療を例にご紹介します。当院では受診から通院まで、三つのステップを踏んでいきます（**図表6-2**）。

①電話予約

お電話で予約を取っていただく際には、「ネット依存外来の受診希望」とお伝えください。お電話では、患者さんの状況を聞き取りながら、初診の予約をすすめます。受診は完全予約制になっており、予約なしでお越しになった場合には、受付をすることができません。事前に必ずお電話をいただけるようお願いします。

また当院では、ご家族のみのご相談も受け付けています。多くの場合、最初に電話をかけてきていただくのは患者さん本人ではなくご家族であるため、私たちはご家族の相談に乗りながら本人の状況を確認していきます。本人を来院させることが難しい場合は、ご家族だけでも来院していただくかどうかを判断します。ただし、ご家族のみの受診の場合には、自由診療（保

図表6-2 久里浜医療センターの治療の流れ

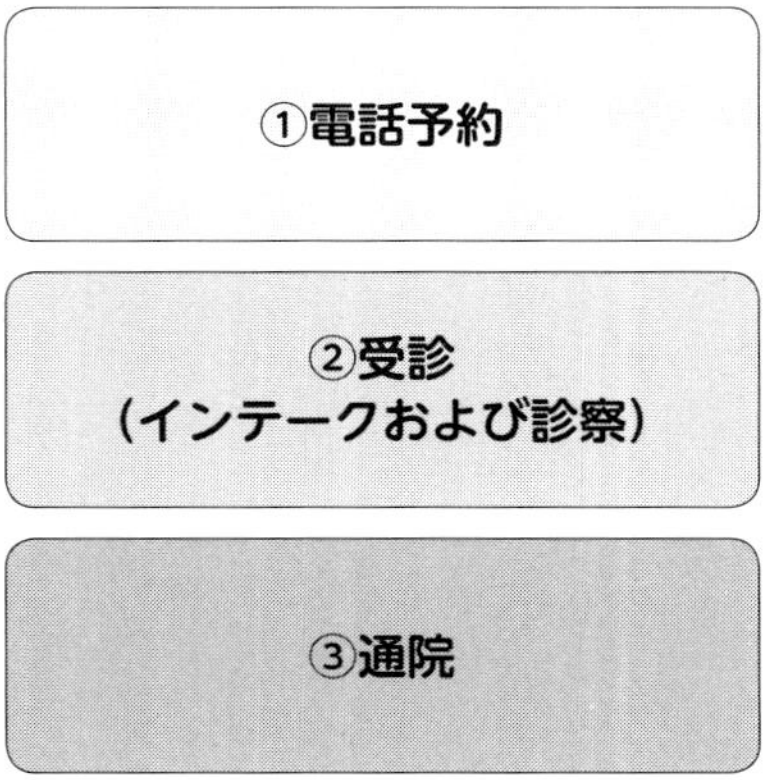

険適用外）になりますのでご注意ください。

また、当院へのご相談や受診に関する個人情報などの秘密は厳守します。

②受診（インテークおよび診察）

次は、来院していただきます。診察の前には臨床心理士が1時間程度お話をうかがい、その後、ネット依存外来担当の精神科医師による診察を行います。また、血液検査や生理機能検査なども実施します。本人が受診される場合は、保険証をお持ちください。本人の診察は保険適用となります。

本人が同席できず、ご家族だけが来院される場合には、臨床心理士または医師によるインテークを通して状況の聞き取りを行い、今後の対応を検討していきます。その際、ご家族には当院が定期的に開催している「ネット依存家族会」をご紹介しています。

ネット依存家族会は、ネット依存、スマホゲーム依存に苦しんでいるご家族が集まり、それぞれの体験や悩みなどを話し合うための場です。ほとんどのご家族は、家族内のネット依存、スマホゲーム依存の問題について、周囲に相談できずに悩んでいます。そこには、日本にはまだネット依存やスマホゲーム依存の相談窓口が少ないという、受け入れ側の課題もあるのですが、もう一方には、家族内の問題を第三者に打ち明けるのが恥ずかしい、という心理的なハードルもあるようです。

ご家族の心境というのは、非常に複雑なものです。「子どもが引きこもってゲームばかりしている。おまけにスマホを取り上げると暴れ出す。こんな家族は自分たちだけ」と考えてしまう方も多いため、私たちはご家族に対するケアにも大きなウエイトを置いています（第7章参照）。

③通院

治療方針を決定するため、まずは脳画像検査や体力測定、心理検査などを実施します。診察や検査の結果を踏まえて、外来治療、個人カウンセリング、デイケア、入院治療など、適切な治療法を提案していきます。実際の治療の段階では、通院、カウンセリング、ミーティングを繰り返していきます。そのようにして、回復に向けて、患者さん、家族、医師、臨床心理士などが協力しながら進んでいくことになります。

しかしながら、原稿執筆時点では、平成30年2月末までの初診の予約枠がすべて埋まっている状況であり、初診予約の受付を一時停止させていただいております。次回の予約受付の再開は、平成29年12月初旬とさせていただきます。

ご迷惑をおかけしますが、診療の質を保つため、どうかご理解ください。

NIP——久里浜医療センター独自の治療法

ネット依存やスマホゲーム依存の治療に関する久里浜医療センター独自の取り組みとして、NIP（通称ニップ）という活動を紹介しておきたいと思います。

NIPとは、New Identity Programの略で、「新しいアイデンティティーを発見するための治療プログラム」と考えていただければ結構です。その狙いは大きく分けて三つあります。

① ネットやスマホから離れた環境で一定の時間を過ごしてもらう

② 運動療法や作業療法に取り組みながら、体を動かす爽快感を思い出してもらう

③　他者とのコミュニケーションスキルを磨いていく

まず、患者さんには久里浜医療センターに来院していただき、私たち医師やスタッフとともに半日ほどを過ごしてもらいます。これについては、高齢者向けのデイケアをイメージしていただくといいのではないかと思います。

ＮＩＰでは、バドミントンや卓球などの簡単な運動をしたり、絵を描いたり、トランプやチェスといったアナログなゲームを楽しむこともあります。その他には、依存に対する理解を深めるためのレクチャーや、患者さんの考えていること、気になっていることをテーマとするディスカッションも行います。

患者さんの中には、人間関係を築くことが苦手な方や、昼夜逆転の生活を送っていて、実生活でほとんど他者との接点を持たない方も多くいます。そのため、希望される方には、臨床心理士による対人関係に関するトレーニングも行います。

これらは病院内で実施している取り組みですが、それほど堅苦しいものではありません。私たち医師やスタッフと一緒に昼食を食べながら、気軽に雑談などもします。スマホゲーム依存の治療プロセスでは、このような人間同士の何気ない関わりが、患者さん自身が回復に向けた歩みを進めるための力になると考えています。また、患者さんとの信頼関係を築くため、私たちスタッフもＮＩＰを重要な活動として位置づけています。

ＮＩＰを通して、ネットやスマホゲームから離れた時間を楽しく過ごしてもらいながら、精神疾患の患者さんに対して行われる心理療法の一種である、認知行動療法を並行して行っていくのが、久里浜医療センターの治療のスタイルです。

ここでいう認知行動療法には、第5章で紹介した行動記録法（モニタリング）も含まれます。患者さんに具体的な使用時間などを書き出してもらい、自分がどのくらいスマホゲームをやっているのか、それによって日常生活にどのようなマイナスが生じているのかを視覚的に把握してもらうことで、取り組むべき問題を患者さん自身に「認知」してもらいます。

それを踏まえて、スマホゲームに対する考え方を本人と一緒に検証していきます。ミーティングを重ねる中で、毎日の生活の中で費やしていたスマホゲーム時間を、徐々に他の活動に置き換え、結果的にスマホゲーム時間が短くなっていくような流れを作っていきます。

このようなプロセスを通して、それまでスマホゲームに使っていた時間とエネルギーを、そのまま別の何かに振り向けることができれば、治療の成果は格段に上がっていきます。

このように、久里浜医療センターでは独自の取り組みとしてNIPを導入しています。その中でも、とりわけコミュニケーションスキルを磨くことに注力しているのには理由があります。それは、ネット依存やスマホゲーム依存から回復した患者さんが「社会復帰」したときに、最も悩む問題が対人関係であるからです。

現実の人間関係をわずらわしく感じて対面型のコミュニケーションを避けてきた患者さんには、比較的自己否定感が強い傾向が見られます。患者さんの多くは、実生活の中で他者とのコミュニケーションにつまずいた経験を持っています。だからこそ、見知らぬ他人と気楽にやり取りができるスマホゲームに惹《ひ》かれていったとも考えられます。

そこでNIPでは、臨床心理士による社会技能訓練（Social Skills Training：SST）も行っています。社会技能訓練とは、社会復帰をスムーズなものにするための訓練です。臨床心理士と参加者が日常生活のさまざまなシーンを想定してシミュレーションを重ねながら、どのように人と話をすればいいのか、自分の行動が相手にどのような印象を与えているか、などを考えていきます。ロールプレーが終わった後には、振り返りを行いながら、自己評価をしていきます。このような訓練を続けていくことで、今まで自己肯定感の乏しかった患者さんの多くが、自然と自分のアイデンティティーに気づくようになっていきます。

スマホゲーム依存の状態から、実社会の中に戻っていくことは、たやすいことではありません。だからこそ、NIPや社会技能訓練を通してコミュニケーション技術を培うことが大切なのです（**図表6-3**）。

入院治療はあくまでも「例外」

久里浜医療センターでは、入院治療を行うケースは多くありません。患者さんに入院をおすすめするのはよほどの場合のみ、というのが私たちの考え方です。ご家族が強く望んでも、患者さん自身が承諾しない限り、当院に入院することはできません。

ちなみに「よほどの場合」とは、スマホゲーム依存による昼夜逆転がひどく、不眠等の症状をともなっているため通院での改善が望めないとき、患者さんが部屋に引きこもって外出しようとしないとき、多額の課金をしてコントロールが難しいとき、スマホゲームに

図表6-3 久里浜医療センターの治療プログラム（外来）

NIPのタイムスケジュール

時間	プログラム
9：30～10：00	NIP開始前のミーティング
10：00～11：30	スポーツ（バドミントン・卓球・バスケットボールなど）
11：30～13：00	職員とともに昼食・グループミーティング
13：00～15：00	集団認知行動療法（月曜日）、集団社会技能訓練（水曜日）
15：00～15：30	NIP終了時のミーティング

関する注意に対する暴言・暴力が激しいときなどです。

入院治療では、スマホやスマホゲームのプレー時間を徐々に減らしていくのではなく、スマホやスマホゲームを本人から完全に遠ざける環境を作ります。当然のことですが、スマホやパソコン、ケータイ類は持ち込み禁止。強制的にスマホやネットに触れる時間を生活の中から取り除いていきます。

治療内容は、運動療法、作業療法、ネットや健康、食事についてのディスカッションやレクチャー、認知行動療法、社会技能訓練などを組み合わせ、1日のプログラムを作ります（**図表6-4**）。入院を通して、患者さんは1日3回の食事と規則的な睡眠という本来の暮らしのリズムを取り戻していきます。入院中の最も大切な作業は、本人、家族、治療スタッフの話し合いを何回か持ち、退院後のスマホやネットとの付き合い方を明確に決め、退院後、その状況をモニターすることです。このような作業を行わない場合には、患者さんの症状は退院後すぐに元の状態に戻ってしまいます。

入院期間は通常2ヵ月としています。これより期間が短い場合には、同じように退院後すぐに元のスマホゲーム依存状態に戻ってしまう傾向があります。逆に、入院期間が長過ぎると、元の生活に戻るのが難しくなってしまいます。

入院中に「ゲームをしたくてイライラする」「落ち着かない」といった、いわゆる「離脱症状」を訴える患者さんも、実際にはほとんどいません。これはキュー（きっかけ）となるデジタル機器が視界に入ったり、手の届く範囲にないためだと考えられます。

入院することで、私たち医師と患者さんは必然的に長い時間を一緒に過ごすことになりますから、自然と信頼関係が生まれ、その後の治療がスムーズに進むことも多いです。退院後にスマホゲームを再開したとしても、過剰使用や依存に至るケースはほとんど見られません。

患者さんの症状によっては高い効果を期待できる入院治療ですが、スマホゲーム依存やネット依存の治療を目的とした入院に対応する医療機関は、当院以外にほぼない状況であり、私たちも患者さんや家族の希望に対応しきれていないのが現状です。

図表6-4 久里浜医療センターの治療プログラム（入院）

入院治療プログラム（1週間の予定）

曜日	午前	午後
月	9：30～15：30　NIP スポーツ	小グループミーティング 集団認知行動療法
火	10：00～11：30 作業療法	15：00～16：00 ネット依存レクチャー
水	9：30～14：30　NIP スポーツ	小グループミーティング 集団社会技能訓練ほか
木	10：00～11：30 作業療法 スポーツ	15：00～16：00 ネット依存レクチャー
金	10：00～11：30 精神科デイケア スポーツ	
土	外泊訓練ほか	
日	外泊訓練ほか	

ネット依存治療キャンプ

最近では、NPO法人などが主催するいわゆる「スマホ断ちツアー」や、観光スポットの散策などを活用しながら、スマホを使わない時間を他の参加者と共有するイベントなどが増えています。どちらのパターンでも共通しているのは、日頃使っているスマホを手放し、空いた時間に別の活動を行うという点です。

文部科学省の事業として、より本格的な「ネット依存治療キャンプ」も実施されています。例えば、2014年8月に国立青少年教育振興機構が文科省から受託し、富士山のふもとの静岡県御殿場市で8泊9日の集団キャンプを試行しました。これには久里浜医療センターも協力し、ネットやスマホの使用頻度を減らすことを最終的な目標としながら、「基本的な生活習慣を取り戻すきっかけに」とプログラム[35]を組みました。

キャンプでは、学生ボランティアを相談役として、トレッキングや野外での炊事を行う他、参加者同士で話し合い、自主的に過ごし方を決めてもらいます。この活動のベースとなってい

図表6-5 ネット依存治療キャンププログラム（2014年実施）

日目	日付	曜日	6:00	7:00	8:00	9:00	10:00	11:00	12:00	13:00	14:00	15:00	16:00	17:00	18:00	19:00	20:00	21:00	22:00	23:00
1	8/16	土							受付	オリエンテーション 家族会		アイスブレイク			夕食	認知行動療法（個人）、休憩	入浴準備・洗濯、入浴	日誌記入、部屋の整理整頓・一日のまとめ・就寝	消灯・（スタッフミーティング）	
2	8/17	日	起床・清掃	朝の集い	認知行動療法（集団）	仲間づくりの活動（チャレンジ・ザ・ゲーム）			昼食	ウォークラリー		講義	カウンセリング			富士山講話				
3	8/18	月				富士山トレッキング（洞窟探検）						休憩	野外炊事（カレー）			入浴準備・洗濯	入浴、日誌記入			
4	8/19	火				講義	野外炊事（流しそうめん）			オリジナル料理考案・食材買い出し・調理					夕食		テント泊準備			
5	8/20	水				野外炊事（ピザ）				オリジナルプログラム			カウンセリング				日誌記入			
6	8/21	木				富士山トレッキング（富士宮口～御殿場口）							休憩・洗濯・入浴			日誌記入				
7	8/22	金				講義	アスレチック						ワークショップ			入浴・洗濯	日誌記入			
8	8/23	土				創作活動（フォトフレーム作り）／カウンセリング			昼食	キャンプまとめ／メンターからのメッセージ			野外炊事（バーベキュー）				花火、入浴	日誌記入		
9	8/24	日			荷物まとめ清掃	終わりの会準備 家族会			会食	終わりの会										

出所）三原聡子、北湯口孝、樋口進．精神医学、2017.

るのが、2007年から韓国で実施されているレスキューキャンプです。

これはネット環境がまったくない中で11泊12日を過ごす林間学校のようなもので、夏休みや冬休みを利用。参加対象者は中高生です。精神療法、音楽や絵画のアートセラピー、陶芸、太鼓などの作業療法、ダイビング、ロッククライミングなどの運動療法を行う一方、ネットやスマホに代わる楽しみとなる読書などの代替活動についても提案します。

参加者の指導役となるカウンセラーやメンター（大学生ボランティア）によれば、1週間ほどで参加者に変化が見られるといいます。また、レスキュースクールはそれだけで完結したプログラムではなく、スクール終了後に「3ヵ月間同伴者プログラム」という一連のプログラムが実施されます。週1回、カウンセラーが家庭を訪問し、面接を受けたり、メンターと一緒に時間を過ごしたりするのです。こうした継続的な働きかけによって、ネットの使用が合宿参加前の状態に戻ってしまっていても、もう1回やり直そうという気持ちになる参加者もいるようです。

このプログラムも久里浜医療センターのNIPと同様に、コミュニケーション能力の獲得を大きな目標に掲げています。ネット依存やスマホゲーム依存とは、ネットやスマホゲームそのものの問題ではなく、本人が抱えている問題が、ネット依存、スマホゲーム依存という形で表面化したものだという視点があります。これは、とても本質を突いた捉え方です。

このような視点は、日本でのネット依存治療キャンプにも引き継がれています。私たち久里浜医療センターのネット依存治療キャンプは、２０１４年以降毎年行われていますが、その後のネットやスマホの使用頻度は減る傾向が確認されています（**図表６‐６**）。また、参加者とその家族からは、「忍耐力が向上した」「達成感を味わえた」などといった感想も寄せられています。私たち医師も、キャンプを通して「子どもたち

図表6-6 **ネット依存治療キャンプ前後のネット／ゲーム使用時間の変化**

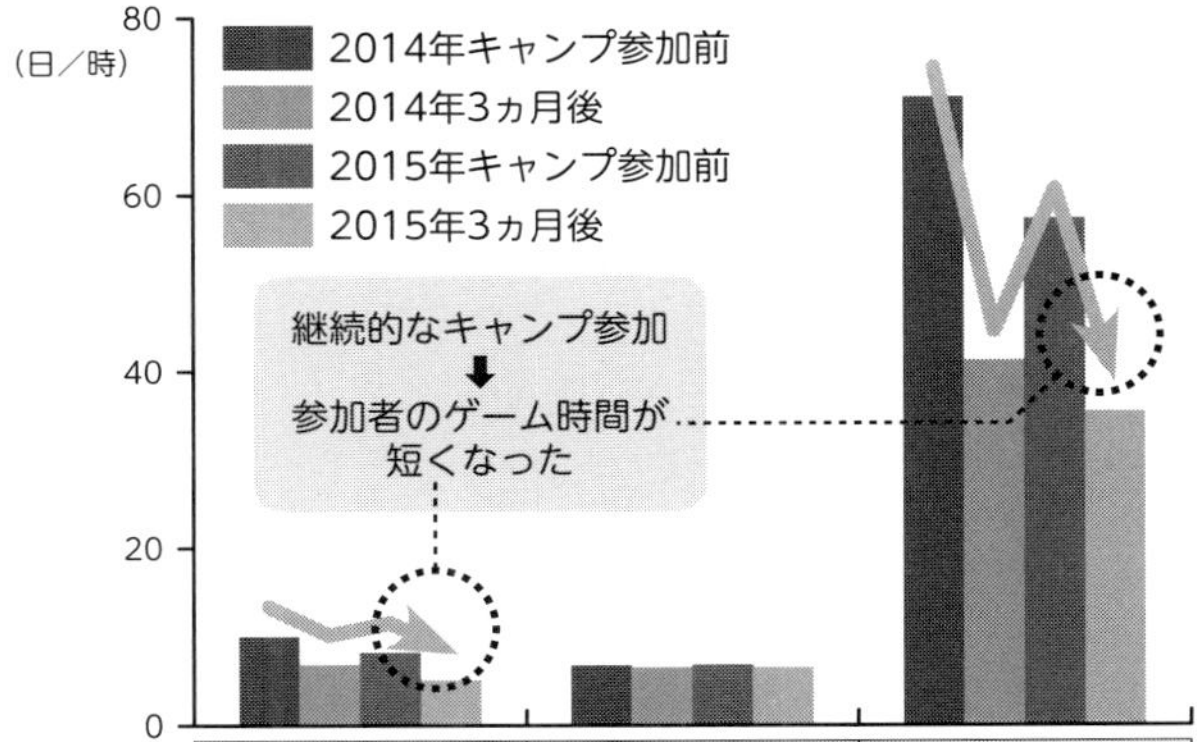

	1日の平均ゲーム時間	1週間のゲーム日数	1週間の平均ゲーム時間
2014年キャンプ参加前	10	6.7	71.1
2014年３ヵ月後	6.8	6.5	41.3
2015年キャンプ参加前	8.2	6.8	57.4
2015年３ヵ月後	5.1	6.5	35.5

出所）三原聡子、北湯口孝、樋口進．精神医学、2017.

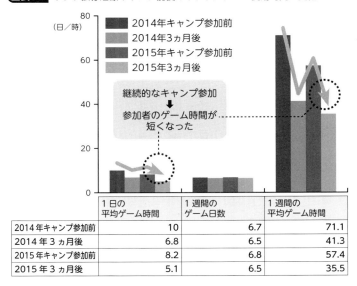

がよく話すようになった」と強く感じています[36]。

久里浜医療センターの新たな取り組み

久里浜医療センターでは2018年から、外来での集団療法をスタートします。これはネット依存やスマホゲーム依存を抱える患者さんに集まってもらい、互いの体験談を共有してもらう試みです。自分と同じ、ネット依存、スマホゲーム依存という病気を抱えている他の参加者と意見を交わすことで、自分自身の行動を見つめ直し、本来の生活を取り戻すきっかけをつかんでもらいたいと考えています。

なお、当院は神奈川県横須賀市にありますが、さまざまな事情で来院が難しい方のために、ネット依存やスマホゲーム依存の専門医が在籍する医療機関のリストを、本書の巻末に掲載します。少しでも依存の疑いがあるようでしたら、1日も早く専門医のいる医療機関に相談してください。

第7章 スマホゲーム依存に悩む家族へのアドバイス

7

患者さんが治療を始める最適なタイミングとは、患者さん自身が治療に向き合う決意をしたときです。しかしながら、スマホゲーム依存を疑い、患者さんが自ら医療機関を訪ねてくるようなケースは、ほとんどないのが実情です。ただ、スマホゲーム依存はあっという間に進行し、依存の状態が長引けば長引くほど、回復させることが難しくなってきます。そのため、患者さんが治療に向けた第一歩を踏み出すためには、ご家族の支援が欠かせないのです。

そこで本章では、久里浜医療センターでの治療の経験を踏まえて、どのようにスマホゲーム依存と向き合っていけばよいかを患者さんのご家族に向けてアドバイスしたいと思います。

対応の基本は「対話」

依存の患者さんを抱えるご家族は、患者さんの態度や様子が日に日に変わっていくことに驚き、不安を覚えます。

どうにかして立ち直らせたいという思いから、「いい加減にしてよ!」「朝までゲーム? 何考えてるの!?」などと責めたくなることもあるでしょう。しかしながら、依存の患者さんには「否認」の気持ちがあります（第1章参照）。実は、患者さんの多くは、大なり小なり自分の行いを「なんとなく後ろめたいな」と感じています。ところが、それを指摘されたり、叱責《しっせき》されたときに、強い反応を示す傾向があります。その結果、さらに依存の対象への執着を強めてしまうことも多いのです。

依存の問題への対応の基本は「対話」です。根気強く患者さん本人の気持ちを聞き、寄り添っていく意識が欠かせません。本人への対応に苦慮し、焦燥感や疲弊感を抱えているご家族にとって、それは簡単なことではないでしょう。しかし、本人と対話を積み重ねていくことは、問題解決のための大前提となります。

久里浜医療センターでは、ネットやスマホゲーム依存患者さんを抱えるご家族のために、「ネット依存家族のための建設的対話法」を提唱しています。その狙いは、会話に意識的な変化を加えることで、患者さんとの「建設的対話」を行いやすくさせるところにあります。ここでいう建設的対話とは、次のようなものを指します。

【建設的対話の主なテーマ】

・依存から生じている現実的な問題
・ネット（スマホゲーム）使用時間の軽減
・治療の提案

建設的対話法とは、このようなテーマを段階的に話し合っていくための技術、と考えていただければ結構です。

なお、この対話法は、当院が定期的に開催している「ネット依存家族会」（詳細は本章で後述します）で話題に上った事例を集約したもの[37・38・39]に、ネット依存の先駆的な研究者であるキンバリー・ヤング博士が推奨する対応[40]、依存症家族のために米国で開発されたCRAFT（クラフト）[41・42・43]という対応プログラムなどを加味して作成されています[44]。

建設的対話法を構成するための「四つの事前準備」と「七つの基本」、そしてそれらをベースにした「七つの応用」を、それぞれ簡単に紹介していきたいと思います。

家族対応――四つの事前準備㊺

①ゆるやかな見守り

ゆるやかな見守りとは、「本人にとってスマホゲームとは何か？」ということを、普段から把握するよう努めることです。本人が夢中になっているゲームのタイトルや、オンライン上でやり取りしている仲間の名前などを収集し、わからないことがあれば自分で調べておきます。本人のスマホゲームの利用状況や1週間の生活パターンを把握しておくことも大切です。この作業で得られた情報を建設的対話の材料としていきます。

②普段から「ポジティブ・ワード」を声にする

患者さん本人との会話がほとんどなくなってしまったというご家庭では、まずは会話を回復するところから取り組んでいきましょう。

そのようなケースでは、「おはよう」や「ありがとう」「行ってきます」といった短いフレーズでの声掛けから、会話の糸口をつかんでいきます。最初から返答に大きな期待を抱かず、本人の顔色をよく観察しながら実践していきましょう。

「おいしかった」「楽しかった」など、他者が聞いても不快にならない独り言が本人の警戒心を和らげていく場合もあります。ご家族の言動の変化が、本人の変化のきっかけになることも少なくありません。普段から、意識的な声掛け、声出しを行っていくことが大切です。

③話題と効果的なフレーズの選択

このような方法で会話ができるようになってきたら、少しずつその回数を増やしていきましょう。会話は短くてもかまいませんが、回数を重ねることが大切です。スマホゲームに関連する話題で本人からネガティブな反応が返ってきた場合は、無理に深入りせず、別の機会を見つけるようにしましょう。また、本人との会話が弾んだフレーズやパターンがあれば、それを記憶にとどめておきます。

④適切なＴＰＯ

建設的対話を行いやすいＴＰＯ（Time／時間、Place／場所、Occasion／場合）の整理を習慣化しておくことも有意義です。

例えば、「スマホゲーム中は本人の返事は期待できない。スマホゲームが終わった後は本人も疲れている。だから、話しかけるのはスマホゲームを始める前にしよう」「病院の帰りに寄ったレストランでは、会話が弾んだな」といった状況を整理しておくのです。また、「建設的対話は30分まで」というように、対話の上限時間を設定したり、対話を中断した方がいい場面、伝えることの優先順位などを決めておきます。

家族対応――七つの基本(46)

それでは、実際の対応方法を確認していきましょう。基本的な対応は七つです。本人への対応の中で、少しずつノウハウを蓄積していくことが大切です。

①現実世界での役割の提供

スマホゲームに依存している患者さんは、現実生活に充実感や自己肯定感を得られていない場合が非常に多いです。そのため、家庭内で何らかの役割を担当してもらい、「助かったよ」「やるね！」「さすが！」などの声掛けを行っていきましょう。家族関係を修復していく中で本人が自然と自尊心を回復できるよう、積極的に働きかけていきます。

②すぐの事実報告

医療機関やカウンセラーに相談に行くことや、すでに相談に行ってきたこと、学校や職場から連絡を受けたことなど、本人に関わることについてはその都度、短く、事実を中心に本人に報告していきます。すぐに伝える習慣をつけることで、「いつ、どんなふうにいったらいいだろう？」といった心の負担を軽減することができます。また、これには「なんで黙ってたんだ？」「隠れて勝手なことをするな」といった責任転嫁《てんか》を防げるという利点もあります。

③「I&YOUメッセージ」をセットで使う

患者さんとの会話の中では、本人を心配して口にした言葉が「また嫌味《いやみ》か」と誤解されるということが、しばしば起こります。そのような誤解の修正はとても大きなエネルギーを要するものです。建設的対話の中では「私はこう思っている（Iメッセージ）」「あなたはどう思っているの？（YOUメッセージ）」を活用して、言葉の曖昧《あいまい》さを回避することを心がけましょう。

④「取り引き」には見極めが必要

依存の患者さんとの「取り引き」に応じることは、一時的な問題解決にしかならず、相手の要求をエスカレートさせる危険性があるともいわれ、一般的には推奨されません。しかし、患者さんがお子さんの場合に限っては、建設的対話の中に生まれた「転機」となりうる状況で取り引きに応じたことが、通院の継続やネット依存治療キャンプへの参加につながったケースもあります。

とはいえ、これも日頃から家族内の基本対応が徹底されていることが大前提です。また、これらの例はいずれも子どもの患者さんであったため、成人患者との取り引きについては慎重に考えておくのが賢明でしょう。

⑤一喜一憂し過ぎない

「受診する」という約束を本人から取りつけ、「これで治せる」と喜んでいたところ、当日に本人が受診せず、気落ちしてしまうご家族も多くいらっしゃいます。依存の治療と回復は、このような成功と失敗を繰り返しながら、少しずつ上向いていく傾向があることを知っておきましょう。そして、一つひとつの出来事に一喜一憂し過ぎないことを、心にとどめておいてください。

⑥「統一戦線」を目指す

家族全員が、本人に対して同じ対応を図ることを目指します。「依存」のリスクに対する認識が家族間で異なると、「統一戦線」を張ることが難しくなります。対応にあたっては、家族間で共通理解を醸成《じょうせい》しておくことが重要です。統一戦線は、家族の各メンバーにとっても、わかりやすい対応の基準になります。

⑦今の自分自身を大切にする

①から⑥までの対応をしていく上では、ご家族の側が心身ともに健康であることが大切です。本人に何らかの働きかけを行ったときには、意識的に自分自身に「ご褒美」をあげる習慣をつけましょう。ご褒美の例としては、「家族会の帰りには、好きな喫茶店に立ち寄る」「建設的対話後は、好きなものを買う」といったことです。

患者さん本人と向き合っていく中で、対話がうまくいかなかったときや、目に見える成果が得られずに焦りを感じたときなどは、これらの基本対応に立ち返り、ご自身や家族の他のメンバーの対応を振り返ってみてください。家族内に対応ノウハウが蓄積していけば、建設的対話を行いやすい環境が、自然と生まれてくることと思います。

家族対応——七つの応用

建設的対話の関係を作るためのヒントとして、さらに七つの応用対応を紹介します。

①ゲームについて本人に聞いてみる

前述したように、家族対応の基本は、患者さん本人の話にしっかりと耳を傾けることでした。患者さんがスマホゲームにはまって以来、あまり会話ができていなかったという方は、思い切ってゲームのことを聞いてみるのもいいでしょう。

「そのゲーム、楽しい？」「どうしてスマホゲームを始めたの？」「ゲーム中はどんなことを考えている？」……。どんなことでもかまいません。いろいろ質問してみてください。患者さんにとってスマホゲームは、依存するほど好きなものです。自分の好きなことに関心を示してくれる人に対しては、意外なほど率直に話をしてくれる場合がありますので、試してみてはいかがでしょうか。

②ルール作りは本人を交え家族全員で行う

スマホゲーム依存の治療のためのルール作りは、患者さん本人を交えて、家族全員で一緒に行いましょう。

一方的にルールを押し付けてしまうと、反発心ばかりが芽生えてしまって逆効果です。ひとたび対立点が生まれると、「ルールを守らないための理由」を次々と作り出していくのが、依存の患者さんに特有のパターンでもあります。

「ルールを決めては破られる」の繰り返しでは、ご家族の精神面も消耗してしまいます。家族内にあきらめムードが広がり、半ば放置するような状況になってしまうと、本人の依存がエスカレートする危険もあります。そのため、ルール作りの際には必ず本人にも参加してもらいましょう。本人の意思を尊重しながら「なぜ、そのルールが必要なのか」をともに考え、話し合って決めていくことが大切です。

私が患者さんのご家族におすすめしているのが、家族全員で協力して全員がスマホを触らない時間を作ることです。1日のうち1時間でも、30分でもかまいません。例えば、「夜の家族の団らん時は、誰もスマホを触らない」といったルールを作ると、意外と早く回復のきっかけがつかめることがあります（第5章参照）。

ポイントは、これを「ゲーム感覚」で行うこと。家族と過ごす1時間程度の時間であれば、和気あいあいとした雰囲気の中で、それほど苦しい思いをせずにスマホを使わない時間を持つことができる患者さんもいます。スマホゲーム時間を家族との時間に置き換えることは、比較的実効性のある対策です。ぜひ、ご自分の家族の状況に応じて工夫してみてください。

③第三者の力を借りる

患者さんのスマホゲーム依存がある程度進行している場合には、家族だけでの対応は困難になります。そのようなときは、私たち医療者などの第三者を介してコミュニケーションしていくことをためらわないでください。

本人と仲のよい親戚に間に入ってもらい、1クッションを作るという方法も比較的有効です。ただこの場合は、患者さんとの〝バトル〟に発展する可能性が否定できないため、なるべく体力のある男性の方を立てることがポイントです。

家族にはなかなか素直になれないけれど、第三者や医療者に対しては「自分でもやり過ぎだと思う」「ゲームのやめどきがわからず困っている」といった本心を語ってくれることもあります。

私たち医師も、「1回の診察ですべてを知ろう」「一気に症状を改善してしまおう」といったように、治療を急ぎ過ぎないよう心がけています。初診の際に一番大切なことは、もう一度診察室に来てもらうための関係作りです。これはあらゆる依存の治療に共通するポイントといえます。

初診時を含めた治療の初期段階で、私たち医師と患者さんが対話を通して信頼感を醸成し、治療を継続することができれば、治療の効果も上がっていきます。加えて、ご家族と患者さんの関係が良好であることも、治療において大きなプラスになります。ご家族のみなさんは、どうかそのことを忘れないようにしてください。

④スマホゲーム・機器・機能の知識を身につける

患者さんが依存しているスマホゲームに関して、ご家族が興味・関心を持たなければ、たとえ本人がゲームの話をしてくれても、「何をいっているのかさっぱり……」といったところではないでしょうか。そのような状態では、なぜ本人がそれほどスマホゲームに夢中になっているのかを理解することは難しいといえます。

「今さら勉強しても、患者本人の知識には到底追いつけない」と思われるかもしれません。しかしながら、ご家族がスマホゲームに精通する必要はありません。第2章で紹介した基礎知識を知っておくだけでも、対応時に心の余裕が生まれてきます。

スマホの機能や性能についても、ある程度、状況を把握しておきたいところです。テクノロジーは年々発達しており、現在のスマホでできることは非常に多岐にわたっています。

例えば30年ほど前、「ウォークマン」などの携帯オーディオプレーヤーを使って、移動中に音楽を聴けるということは、革新的な出来事でした。しかし、現代の携帯オーディオプレーヤーは、さらに進化しています。オンラインで音楽のダウンロードができますし、ネットや動画の閲覧、メールの利用など、実にさまざまな用途に対応しているのです。

本人は、「音楽を聴いているだけ」というけれど、実際には携帯オーディオプレーヤーを使ってスマホゲームをしている、ということもあります。

基礎的なことだけでもかまいませんので、スマホや機器の機能に関する知識を身につけておきましょう。

スマホゲームやスマホの機能についての基礎知識をインプットできたら、「そのゲーム、人気なんでしょ?」「どんな人たちと一緒にゲームをしているの?」といったことを、患者さん本人に聞いてみてもいいでしょう。思わず感情的になってしまいそうな場面でも、こちらに知識の備えがあると、心に余裕を持って対話ができるようになります。

ネット依存の治療では、特に患者さんがお子さんの場合には、スマホでの有害サイトの閲覧を制限できるフィルタリング機能や、スマホの利用時間や使用できない時間帯(例えば夜間など)の設定ができるタイマー機能を活用すると、治療の成果が上がります。

しかし、成人の場合には、フィルタリングによる抑制効果はそれほど期待できないというのが正直なところです。それでも、タイマー機能の利用によって成果が出る場合もあります。現在では、このようなアプリが数多くリリースされていますので、ご家族には、代表的なアプリの機能や操作感を予習しておくことをおすすめします。本人から「スマホゲーム時間を減らしたい」というサインを感じたときに、「例えばこのアプリだけど、けっこう評判がいいみたい」などと提案できると、よい対話の材料になるかもしれません。

⑤本人の「現実生活」に関心を持つ

人がスマホゲームに没頭するのは、あくまでも「一時的な心の安堵《あんど》」を得るためです。ご家族が、患者さんのスマホゲーム依存の背景にあるものについて関心を持つことは、治療のプロセスにおいてとても大事なことです。

繰り返しになりますが、「依存」の根っこにあるのは、ある方にとっては単調で味気なく、別の方にとっては苛烈《かれつ》で受け入れがたい、さまざまな現実からの「逃避願望」です。

依存の問題が、本人と社会の関わり方に深く根差している以上、スマホゲーム時間を、スポーツや読書などの新たな趣味に置き換えればいいというほど、この問題は単純ではないのです。スマホゲームは飽きません。スマホゲームは、スマホさえあればいつでも、どこでもプレーでき、プレーすれば当然おもしろいものです。

本書でも繰り返しお伝えしてきましたが、現実生活が充実していれば、依存は起きにくいものです。また、現実生活が充実してくることで、早期に回復していく傾向があります。

重要なポイントは、患者さんが自分の人生にアイデンティティーを感じられるかどうか。例えば、「上司から仕事ぶりを評価され、昇進した」「プロジェクトのリーダーを任された」など、達成感や自己肯定感を確認できる出来事を経験することで、急速に依存状態から回復してくることがあります。

ご家族にはぜひ、患者さん本人の仕事内容や社会的な役割について、興味・関心を持ってもらいたいと思います。その上で、本人が家庭の中で会話をしやすい環境を作っていただきたいと思います。

もし、職場環境に問題があると感じる場合は、まずは患者さんの上司に相談するという方法が考えられます。直属の上司への相談が難しい場合は、人事部門や別の部署の上司、産業医に相談してみるという選択肢もあります。

打てる手はすべて打つ、使えるものはすべて使う。そのような前向きな気持ちを持って、改善の糸口をつかんでいきましょう。こと「依存」の問題に関しては、多少「厚かましい」くらいがちょうどよいのです。

⑥スマホゲーム使用記録をつけてもらう

第5章で紹介した行動記録法（モニタリング）は、自分が毎日どれほどの時間をスマホゲームに費やしているのかを客観視するために、「起床時間」「食事」「入浴」「勉強」「仕事」「休息」「スマホゲーム」「インターネット（具体的な使用方法も）」「就寝時間」といった生活上の出来事を書き出していく、スマホゲーム使用記録でした。ぜひ、ご家族の立場からも「試しにやってみよう」とすすめてあげてください。

第5章では、2週間ごとの振り返りをおすすめしましたが、最初は1週間でも十分です。記録をつけることで患者さん本人が自分の生活パターンを把握できるようになり、「自分はこんなにスマホゲームに時間を使っていたのか」と、驚くかもしれません。

記録をつけ始めると、患者さんは自らできるだけプレー時間を減らそうと努力し始めるものです。「記録をつけるだけ？」と思われるかもしれませんが、私たちの患者さんの多くは、この方法で徐々にプレー時間を減らすことに成功しています。記録を見ながら、「次は1日3時間程度に減らそうね」といったように、具体的な目標を立てることもできるようになり、一石二鳥です。

⑦ゲーム時間が減ったら褒める

私たちは第4章で、「依存」が脳の病気であることを確認しました。依存が、欲求をコントロールできない病気である以上、一方的に設定したスマホゲーム時間の上限を、患者さんに守ってもらうことは困難です。スマホゲーム時間を削っていくときは、必ず本人の意向を取り入れながら、患者さんが受け入れやすいこと、簡単にできそうだと思えることから取り組んでいきましょう。

目標を達成できたときには必ず褒《ほ》めてあげてください。どれほど些細《ささい》なことであってもかまいません。「がんばってるね」「最近プレー時間が減ってすごいね」などと褒められると、患者さんは前向きな気持ちになります。

子どもだましのように思われるかもしれませんが、これは実際の治療の過程でも、成果を上げています。

ある患者さんは、私たち医師に「よくがんばりましたね」と褒められたことを帰宅後にご家族に伝え、「先生のように褒めてよ」と頼んだという報告を、私たちはご家族の側からいただいています。褒められてやる気が出るのは、大人も子どもも同じなのです。

スマホの取り上げやＷｉ－Ｆｉの切断は有効か？

スマホゲームに没頭する患者さんの姿に直面したご家族は、本人の健康や将来に強い危機感を覚えます。そこでスマホの取り上げや、Ｗｉ－Ｆｉやネット回線を切断するといった強硬手段に出たところ、本人が家の中で大暴れし、ご家族がけがを負ってしまうこともあります。

暴力を恐れたご家族が何もいえなくなり、歯止めを失った患者さんのスマホゲーム依存がエスカレート。最後の手段として、当院に駆け込んで来るという例も少なからずあります。

「依存」への家族対応において、最も避けなければならないのは暴力です。ひとたび暴力が介在してしまうと、たとえ症状を改善させることができたとしても、その後の家族関係に大きなしこりを残します。暴力が現実味を帯びてきた状況では、迷わずに医療機関などの第三者を間に立てて対応してください。

繰り返しになりますが、ご家族が暴力を受けることは絶対にあってはなりません。そのため〝バトル〟に発展する可能性のあるスマホの取り上げやＷｉ－Ｆｉの切断は、避けておくのが賢明でしょう。

ネット依存家族会

ご家族は、患者さんが受診するきっかけを作り、通院の状態を維持していくために欠かせない存在です。また、患者さんの精神状態や生活歴、職場や学校での状況、家庭での様子など、治療に必要な情報を提供してくれるご家族は、私たち医師にとっても心強い存在です。

その一方で、スマホゲーム依存の問題で深く傷ついているにもかかわらず、顧《かえり》みられることがないのも家族であるといえます。患者さんの言動に一喜一憂し、対応によっては患者さんに暴言をはかれ、暴力をふるわれることさえあります。

スマホゲームをプレーし続けて昼夜逆転生活を送る夫や妻、子どもの様子を気にかけているうちに、自分自身が睡眠障害を患ってしまう方もいます。あるいは、これまでの本人への関わり方に問題があったのではないかと自分を責めてしまう方もいます。

しかし、依存の治療においては、とにかくがんばり過ぎないことが重要です。患者さんの症状が「依存」のレベルにまで進んでいる場合には、決して自分たちだけで解決しようとせず、医師などの第三者を介入させましょう。

患者さんに振り回されたご家族が、健康を害して患者さんを支えられなくなると、家族そのものが崩壊してしまう恐れもあります。それだけは絶対に避けなければなりません。

依存を治療していくためには、ご家族へのケアがとても大切だと考え、久里浜医療センターでは、2012年1月から「ネット依存家族会」を定期的に開いています。

家族会は、前半30分の講義と後半90分の座談会で構成されています。座談会では特定のテーマを設けず、「話したいことは何でも話そう。でも、話したくないことは無理に話さないようにしよう」というスタンスで他のご家族の体験談を聞き、一緒に対応方法を考えていきます。

この座談会には三つのルールがあります[47]。

① 会で知りえた他の参加者の個人的情報は、会場の外では口外しない
② 他の参加者への批判的な言動は控える
③ お互いの日常生活、プライバシーを尊重するために会場以外でのやり取り（「LINE」・メール・電話など）は控える

同じ悩みを抱える他のご家族と意見を交換することは、問題の解決のためにとても有益です。また、患者さんのご家族は、家の中で日々深刻な状況に直面しています。家の外に出ることで精神的にリフレッシュすることができますし、「スマホゲーム依存の問題を抱えているのは、うちだけではないんだ」と実感できることは、大きな心の支えになることでしょう。

患者さんの依存に向き合う中で、どれほど本人に反発されたとしても、患者さんの一番の理解者は、やはりご家族です。患者さんが一人暮

図表7-1 ネット（スマホゲーム）依存家族の回復の流れ

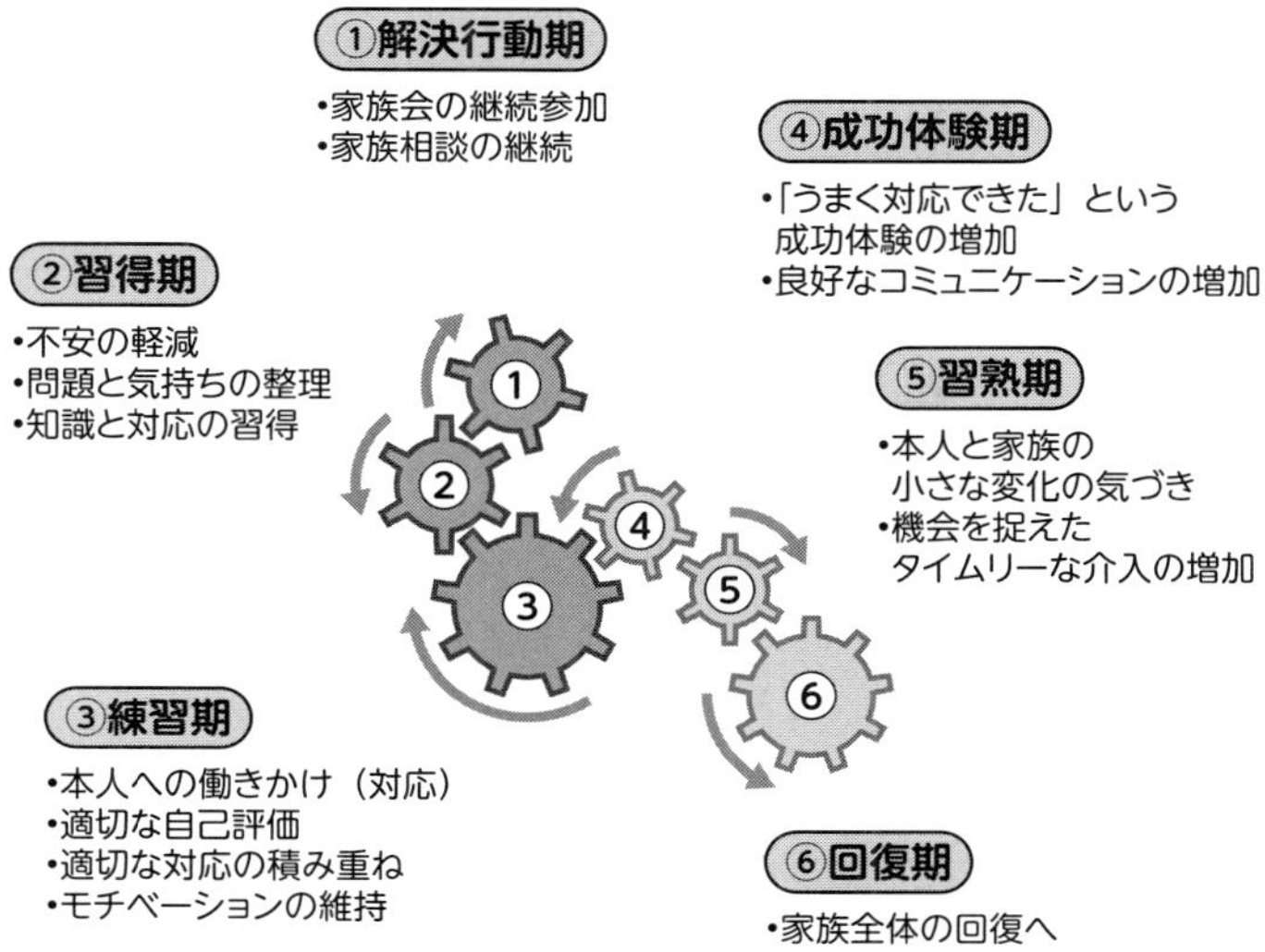

①解決行動期
•家族会の継続参加
•家族相談の継続
②習得期
•不安の軽減
•問題と気持ちの整理
•知識と対応の習得
③練習期
•本人への働きかけ（対応）
•適切な自己評価
•適切な対応の積み重ね
•モチベーションの維持
④成功体験期
•「うまく対応できた」という成功体験の増加
•良好なコミュニケーションの増加
⑤習熟期
•本人と家族の小さな変化の気づき
•機会を捉えたタイムリーな介入の増加
⑥回復期
•家族全体の回復へ

出所）前園真毅. 精神医学、2017.

らしである場合よりも、ご家族と一つ屋根の下で暮らし、家族一丸となって治療に取り組む患者さんの方が、依存からの回復が早いということは断言することができます。

スマホゲーム依存の克服に必要な「三つの理解」

ここまでお読みいただき、ありがとうございました。

最後に、スマホゲーム依存の患者さんを抱えるご家族のみなさんに、専門医からのお願いです。スマホゲーム依存の治療にあたっては、次の三つの点をご理解ください。

① 依存の克服には時間がかかる
② 再発しやすい病気である
③ 完治が難しい病気である

スマホゲーム依存は、今日治療して明日回復する、という類の病気ではありません。

ご家族が、抵抗する患者さんをやっとの思いで当院に連れて来て、「これで治る」と安堵《あんど》されることもあります。しかし、スマホゲーム依存の治療には時間がかかります。回復の早さや程度には個人差もあります。

スマホゲーム依存は、再発しやすい病気でもあります。患者さんとご家族が一丸となって努力した結果、患者さんは病気を克服し、本来の生活に復帰していきます。それは一つのゴールに違いありません。しかし、スマホゲームへの依存の背景には「現実逃避」の問題がありました。生活や仕事環境の変化、トラブルなどにより「現実から目を背《そむ》け、憂《う》さ晴らしがしたい」という気持ちがふと芽生えたとき、常に手の届く場所にあるスマホを通してスマホゲーム依存が再発――。残念ながら、その可能性は大いにあるわけです。

今、わが国では、電車の中や街の中、インターネットやテレビをはじめとするさまざまなメディアの中に「スマホゲーム」があふれています。脳がキュー（きっかけ）に反応したとき、それがスマホゲーム依存への入り口でした（第4章参照）。私たちの生活にスマホが欠かせないものとなった以上、すべてのキューを遮断することは不可能でしょう。スマホゲーム依存とは、スマホの便利さと引き換えに私たちがつかまされた、ある種の「副作用」なのです。

私はこれまでに多くの患者さんにお会いしました。その中には、スマホゲームのアカウントをすべて消すことを本人が決意し、依存状態から見事に脱出していった方もいました。そのような患者さんに共通していたのは、大学進学や転職など、近い将来に明確な目標を持ち、自分の状況を十分に理解していたということです。

しかし、このような患者さんは、ほんの一握りといえます。

久里浜医療センターからは、太平洋を一望することができます。ここには今日も、アルコールや薬物、ギャンブル、インターネット、そしてスマホゲームなど、さまざまな依存を患った方やそのご家族が、全国各地から来院されます。この広い海を眺めながら、患者さんやそのご家族は、何を思うでしょうか。依存などとは無縁だった、かつての自分たちの姿を思い出すのでしょうか。

依存の治療は、寄せては返す波のように、症状の改善と悪化を繰り返していきます。しかし、正面から腰を据えて向き合っていくことで、症状の振れ幅が少しずつ小さくなり、回復していくことができます。

今、ご家族のみなさんは、つらい気持ちを抱えていることとお察しします。でも、どうか気長に治療に取り組む勇気を持ってください。そして、立ち直ろうとする患者さんを、力いっぱい支えてあげてください。

あなたは一人ではありません。ここには同じ悩みを持った仲間がいます。もちろん、私たち医師もみなさんを全力でサポートします。

回復へ向かって、一歩ずつ、ゆっくりと、進んでいきましょう。

おわりに

精神科医として、大勢の患者さんのさまざまな精神疾患の治療にあたってきた私が、特に「依存」の分野に注力してきたのには、少しばかり個人的な理由があります。

依存は、アルコールを飲んでいる、飲んでいない、薬物を摂取している、摂取していない、ギャンブルをやっている、やっていないというように、治ったか、あるいは治っていないかが一目瞭然に判断できます。このように、白黒をつけられる点が自分の性分に合っていると感じた私は、この病気から立ち直ろうとする患者さんを、医療者の立場からサポートすることをライフワークとしてきました。

ところが2011年、日本初のインターネット依存治療の専門外来を開設すると、私は大きな困惑に直面します。新時代の病であるネット依存や、スマホゲーム依存の患者さんと向き合う中で、白と黒を判別できないような、悩ましい症例に多く遭遇するようになったのです。

ネット依存やスマホゲーム依存には、これまでの依存治療のような二元論では説明できない部分が横たわっています。患者さんたちを診察していく中で、やがて私は、白と黒の中間にある、その広大な「灰色」の部分にこそ、この病からの回復のカギがあると考えるようになりました。

アルコール依存を例に、簡単な比較を行ってみます。

アルコールの過剰摂取は、人の健康を蝕《むしば》み、重症化すれば命を奪います。そのため、「生きる」というきわめてシンプルな目標が、治療の明確な動機になります。「今日から一滴も飲まない」と決意し、いわゆる「ドライ」な生活を送り続けられたなら、患者さんは「条件付き」で依存を克服したことになるわけです。

条件付き？と疑問を持たれる方もいるでしょう。しかし、依存はとても再発しやすい病なのです。キュー（きっかけ）に接することによって、脳が過剰に反応し、欲求を制御できなくなるのがこの病気の特徴でした。街を歩けばアルコールを目にする機会はいくらでもありますし、簡単に入手することもできます。たとえ断酒中であっても、路上に転がるビールの空き缶を見た途端《とたん》、あるいは見上げたビルの屋上に掲げられたウィスキーの広告を見た瞬間、とっさに「飲みたい！」という衝動にかられることもあります。そして「ひと口くらいなら……」とお酒を口にしてしまい、再び症状を悪化させてしまう患者さんが、実に多くいるのです。

そのような医療現場での経験を踏まえて、私たちは２０１７年４月、「減酒外来」というものを新設しました。軽度のアルコール依存の患者さんに対して、いきなり断酒を強制するのではなく、少しずつ飲酒量を減らしていきながら、最終的に飲酒量ゼロを目指していくという狙いです。

「いきなり断酒はしなくてもいいですよ。でも、ちょっとずつ量を減らしていきましょう」。そんなスタンスの医師がいることで、救える患者さんがいるのではないか。そんな思いもありました。

このようなアプローチは通常、依存の治療の現場では採用されません。減酒外来を設置したことで、同業の先生方から厳しい声をいただいたのも事実ですが、それでもなお私がこれをやるべきだと考えたのは、ネット依存外来で白と黒では判別できない「灰色」に向き合ってきた経験が、他の依存の治療にフィードバックできると考えたからです。

依存治療における「灰色」の部分は、より柔軟な思考をもって治療に取り組むことの必要性を、私に気づかせてくれました。つまり「もっと頭をひねってみろ」という課題が、私たち医師に突きつけられたわけです。

特にネット依存は、アルコール依存における「断酒」や、ギャンブル依存における「ギャンブル断ち」のような、わかりやすい手法がとれません。なぜなら、インターネットやスマホは、もはや完全に私たちの生活の一部になっているからです。

スマホゲーム依存についても同じようなことがいえます。スマホゲームの露出量は、アルコールやギャンブルと比べても非常に多く、スマホは手を伸ばせば触《さわ》れる距離にあります。さらに、スマホゲームはギャンブルの要素まで備えています。

いつでも、どこでもプレーでき、巧みに射幸心をあおり、承認欲求さえ満たしてくれるスマホゲームは、現代社会における「悪魔との契約」といっても過言ではありません。これほど手っ取り早く、刺激的な現実逃避の手段は、おそらく他にないからです。

私たちは、この新しい病に向き合い、患者さんに寄り添う治療を続けていきたいと思います。そして、患者さんを支えるご家族の負担を、少しでも軽減させたいと思うのです。

本書が、スマホゲームの依存リスクへの理解を深め、患者さんとご家族が、治療の「海」へと漕ぎ出すきっかけになれば幸いです。

２０１７年12月

独立行政法人 国立病院機構
久里浜医療センター 院長
樋口 進

参考文献

1）総務省．平成28年通信利用動向調査の結果（概要）．

2）SEGA Games ゲームスタイル研究所．15～69歳のスマホゲーム人口は２８２５万人【２０１６年12月最新】（２０１７年２月28日）、https://gamestyle.sega-net.com/data/detail/data-034963.html（２０１７年11月14日アクセス）．

3）産経ニュース．前橋連続強盗殺人、男に死刑判決「強固な殺意で執拗かつ残虐に殺害」（２０１６年７月20日配信）、http://www.sankei.com/affairs/news/160720/afr1607200020-n1.html（２０１７年11月13日アクセス）．

4）産経ニュース．スマホゲームに月４、５万円　多額借金で生活困窮「人に接するのが嫌」で仕事せず（２０１５年２月５日配信）、http://www.sankei.com/affairs/news/150205/afr1502050034-n1.html（２０１７年11月13日アクセス）．

5）産経ニュース．前橋連続強殺公判　殺害状況「覚えていない」（２０１６年７月２日配信）、http://www.sankei.com/region/news/160702/rgn1607020017-n1.html（２０１７年11月13日アクセス）．

6）Young KS. Caught in the Net. John Wiley & Sons, New York, 1998.（小田嶋由美子訳：インターネット中毒―まじめな警告です、毎日新聞社、１９９８．）

7）樋口進．ネット依存症、ＰＨＰ新書、２０１３．

8）Yahoo!知恵袋」（https://chiebukuro.yahoo.co.jp/）、「教えて！goo」（https://oshiete.goo.ne.jp/）、「発言小町」（http://komachi.yomiuri.co.jp/）など．

9）６参照．

10）SEGA Games ゲームスタイル研究所．スマートフォン利用動向調査２０１６．

11）Mihara S & Higuchi S. Psychiatry & Clinical Neuroscience, 2017.

12）Mihara S, Higuchi S et al. Addictive Behaviors Reports, 2016.

13）樋口進．厚生労働科学研究「ＷＨＯ世界戦略を踏まえたアルコールの有害使用対策に関する総合的研究」平成25年度報告書、

２０１４.
14）矢野経済研究所：スマホゲームの市場動向と将来性分析 ２０１６、スマホゲームの市場動向と将来性分析 ２０１７.
15）Swrve. MONETIZATION REPORT 2016.
16）樋口進、松下幸生：国内のギャンブル等依存に関する疫学調査（全国調査結果の中間とりまとめ）、http://www.kurihama-med.jp/news/20171004_tyousa.pdf（２０１７年11月13日アクセス）.
17）警察庁生活安全局保安課：平成28年における風俗環境の現状と風俗関係事犯の取締り状況等について（平成29年３月）、https://www.npa.go.jp/safetylife/hoan/h28_fuzoku_jihan.pdf（２０１７年11月13日アクセス）.
18）東京消防庁ウェブサイト：歩きスマホ等に係る事故に注意！、http://www.tfd.metro.tokyo.jp/lfe/topics/201602/mobile.html（２０１７年11月13日アクセス）.
19）Griffiths M et al. Addiction, 2016.
20）Billieux J, Daniel K, Higuchi S et al. Journal of Behavioral Addictions, 2017.
21）Higuchi S et al. Paper in preparation.
22）Kwon M et al. PLoS ONE, 2013.
23）韓国ＫＢＳラジオ：「スマホ依存症」韓国人の17・8％（２０１７年1月23日配信）、http://world.kbs.co.kr/japanese/news/news_Dm_detail.htm?lang=j&id=Dm&No=62262&current_page=11（２０１７年11月13日アクセス）.
24）Király O et al. Addictive Behaviors, 2017.
25）Meng Y et al. Addiction Biology, 2014.
26）Schacht JP et al. Addiction Biology, 2013.
27）Goudriaan AE et al. Addiction Biology, 2010.
28）Ko CH et al. Journal of Psychiatric Research, 2009.

29) Kim SH et al. NeuroReport, 2011.
30) 29参照．
31) Kai Y et al. PLoS ONE, 2011.
32) 31参照．
33) 綾木雅彦、坪田一男．精神医学、２０１７．
34) 33参照．
35) 三原聡子、北湯口孝、樋口進．精神医学、２０１７．
36) 35参照．
37) 樋口進．ネット依存症のことがよくわかる本、講談社、２０１３．
38) 7参照．
39) 樋口進．ネット依存症から子どもを救う本、法研、２０１４．
40) 6参照．
41) ロバート・メイヤーズ、ブレンダ・ウォルフ著、松本俊彦、吉田精次監訳．ＣＲＡＦＴ 依存症者家族のための対応ハンドブック、金剛出版、２０１３．
42) 前園真毅、橋本琢磨、中山秀紀他．精神科治療学、２０１４．
43) 境泉洋、野中俊介．ＣＲＡＦＴひきこもりの家族支援ワークブック—若者がやる気になるために家族ができること、金剛出版、２０１３．
44) 前園真毅．精神医学、２０１７．
45–47) 44参照．

【巻末資料】「スマホゲーム依存」に関する相談が可能な医療機関一覧

施設名	郵便番号	住所	電話番号
医療法人耕仁会 札幌太田病院	〒063-0005	北海道札幌市西区山の手5条5丁目1-1	011-644-5111
医療法人北仁会 旭山病院	〒064-0946	北海道札幌市中央区双子山4丁目3-33	011-641-7755
医療法人渓仁会 手稲渓仁会病院	〒006-8555	北海道札幌市手稲区前田1条12丁目1-40	011-681-8111
医療法人北仁会 幹メンタルクリニック	〒064-0820	北海道札幌市中央区大通西20丁目2-20 EXCEL S1ビル5F	011-622-2525
医療法人東北会 東北会病院	〒981-0933	宮城県仙台市青葉区柏木1-8-7	022-234-0461
ワナクリニック	〒981-0915	宮城県仙台市青葉区通町2-9-1 2F	022-275-8186
医療法人秀山会 白峰クリニック	〒330-0071	埼玉県さいたま市浦和区上木崎4-2-25	048-831-0012
浦和まほろ相談室	〒330-0056	埼玉県さいたま市浦和区東仲町19-2 二階堂ビル201	048-796-7630

医療法人社団利田会 周愛利田クリニック	〒114-0016	東京都北区上中里3-6-13	03-3911-3050
医療法人社団利田会 周愛巣鴨クリニック	〒170-0002	東京都豊島区巣鴨1-27-2	03-6902-1451
医療法人社団榎会 榎本クリニック	〒171-0021	東京都豊島区西池袋1-2-5	03-3982-5321
独立行政法人国立病院機構 久里浜医療センター	〒239-0841	神奈川県横須賀市野比5-3-1	046-848-1550
医療法人社団祐和会 大石クリニック	〒231-0058	神奈川県横浜市中区弥生町4-41 大石第一ビル	045-262-0014
ヒーリング&リカバリーインスティテュート水澤都加佐 横浜カウンセリングオフィス	〒231-0013	神奈川県横浜市中区住吉町2-21-1 フレックスタワー横浜関内504	045-663-9027
医療法人杏野会 各務原病院	〒504-0861	岐阜県各務原市東山1-60	058-389-2228
医療法人社団美樹会 マリアの丘クリニック	〒422-8058	静岡県静岡市駿河区中原930-1	054-202-7031
幸地クリニック	〒650-0021	兵庫県神戸市中央区三宮町2-11-1 センタープラザ西館7F	078-599-7365
医療法人宮本会 紀の川病院	〒649-6246	和歌山県岩出市吉田47-1	0736-62-4325

地方独立行政法人 岡山県精神科医療センター	〒700-0915	岡山県岡山市北区鹿田本町 3-16	086-225-3821
こころころころクリニック	〒811-2413	福岡県糟屋郡篠栗町尾仲 38-1	092-931-5656
医療法人コミュノテ　風と虹 のぞえ総合心療病院	〒830-0053	福岡県久留米市藤山町 1730	0942-22-5311
医療法人社団松本会 希望ヶ丘病院	〒861-3131	熊本県上益城郡御船町豊秋 1540	096-282-1045
医療法人横田会 向陽台病院	〒861-0142	熊本県熊本市北区植木町鐙田 1025	096-272-7211
竹下粧子クリニック	〒870-0047	大分県大分市中島西1-1-24 中島ビル2F	097-533-2874
医療法人寛容会 森口病院	〒892-0873	鹿児島県鹿児島市下田町 1763	099-243-6700

樋口 進（ひぐち・すすむ）

精神科医。独立行政法人国立病院機構久里浜医療センター院長。インターネット依存等の行動嗜癖、アルコール関連問題の予防・治療・研究などを専門とする。昭和54年東北大学医学部卒。米国立保健研究所留学、国立久里浜病院臨床研究部長、同病院副院長などを経て現職。2011年に国内初のネット依存治療専門外来を設立。WHO専門家諮問委員、行動嗜癖に関するWHO会議およびフォーラム議長、厚生労働省アルコール健康障害対策関係者会議会長、同省依存検討会座長（2013年）、国際アルコール医学生物学会（ISBRA）理事長、国際嗜癖医学会（ISAM）理事などを務める。アルコール耐性を簡便に調べることができる「エタノールパッチテスト」の考案者でもある。

スマホゲーム依存症

発行日　2018年1月5日　第1刷

著者　樋口 進

発行者　清田名人

発行所　株式会社内外出版社
〒110-8578　東京都台東区東上野2-1-11
電話　03-5830-0368（販売部）
電話　03-5830-0237（編集部）
http://www.naigai-p.co.jp

印刷・製本　日経印刷株式会社

ISBN　978-4-86257-312-4